Rôle des troubles alimentaires pendant la grossesse

Rôle des troubles alimentaires pendant la grossesse

Conséquences néonatales et évolution du développement de l'enfant

SALOUA KOUBAA

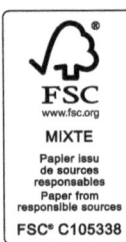

© 2021, Koubaa, Saloua

Edition : Books on Demand, Stockholm, Sverige

Impression : BoD – Books on Demand, Norderstedt, Tyskland

ISBN : 978-91-8027-156-1

Dépôt légal : avril 2021

INTRODUCTION

Les troubles de l'alimentation chez la femme enceinte sont un problème passé sous silence pouvant augmenter les risques de complications en cours de grossesse et entraîner des conséquences négatives pour la santé de mère et de l'enfant.

Dans une étude prospective, nous avons constaté une baisse de poids de naissance chez les enfants de femmes présentant des troubles alimentaires présents ou antérieurs, témoignant d'un retard de croissance du fœtus en cours de grossesse. Par la suite, la constatation d'une réduction du tour de tête de certains nouveau-nés nous a orientés vers une incidence accrue de microcéphalie chez les enfants de mères souffrant de troubles alimentaires.

Trois mois après leur accouchement, nous avons proposé aux jeunes mères de remplir un questionnaire (MAMA), grâce auquel nous avons pu étudier leur adaptation à leur rôle de mère et aux soins du nouveau-né. L'analyse des résultats a démontré que les femmes ayant connu des troubles alimentaires avant et pendant leur grossesse doivent être désormais considérées comme groupe à risque pendant toute la durée de la gestation.

Mon parcours médical

Mon nom est Saloua Koubaa. Née en Tunisie, j'ai exercé la profession de sage-femme pendant quatre ans, puis suivi une formation complémentaire de psychoprophylaxie à Paris (France).

Des raisons familiales m'ayant conduite à m'installer en Suède, j'ai dû y reprendre le cursus complet de mes études : celui d'infirmière puis de sage-femme (profession que j'ai pratiquée pendant 36 ans). Tout en exerçant, j'ai poursuivi des recherches dans le domaine de la grossesse et la protection maternelle et infantile. Après avoir suivi plusieurs femmes souffrant de troubles alimentaires graves comme l'anorexie et la boulimie, j'ai basé ma thèse sur l'incidence des troubles de l'alimentation de la femme sur sa grossesse, la période néonatale et le développement de l'enfant jusqu'à l'âge de 5 ans.
La prévalence des troubles alimentaires est difficile à évaluer, ce qui contribue à passer de très nombreux cas sous silence. De plus, les parturientes ne sont pas souvent en demande de soins.

Ce livre s'adresse d'abord à tous les professionnels de santé qui auraient à assister ces femmes : il leur apporte des connaissances essentielles ainsi qu'un plan de travail et des indications de matériel destiné aux patientes.

Les jeunes femmes en recherche d'information sur les troubles de l'alimentation et la contraception, trouveront dans ce livre ce qui confortera leur sécurité et augmentera leur confiance en soi.

La santé des femmes et de leurs enfants, le bien-être de toute la famille est ce qui m'a guidée tout au long de la rédaction de ce livre. Ayant exercé la profession de sage-femme pendant près de 40 ans, j'ai pu observer et analyser les problèmes qui se posaient dans le domaine de la sexualité et la procréation.

Au cours d'une pratique indépendante et variée, j'ai été amenée à gérer ce qui relève du personnel et du social : fonctionner au sein d'une organisation avec des collègues et en relation avec nos patientes.

Être sage-femme implique d'avoir un sixième sens : une connaissance intuitive qui relève autant de l'émotionnel que du fonctionnement hormonal. De nombreuses patientes récemment installées en Suède, sont peu familières avec nos pratiques. Je les ai toujours encouragées à lutter, à sortir et s'intégrer progressivement à la société suédoise.

Il y a 15 ans environ, j'ai pris la décision de procéder à une observation scientifique de l'état des femmes enceintes souffrant de troubles de l'alimentation comparé à celui de femmes enceintes qui n'en avaient pas. Ainsi a été créé l'Institut Karolinska dépendant de l'Université de Médecine.

Mon objectif était d'observer le déroulement de la grossesse, le développement du fœtus, le poids du bébé, la parentalité et la relation mère-enfant.

La thèse que j'ai soutenue à l'Institut Karolinska est essentiellement basée sur ces études scientifiques. Elle a pour titre : « *Le rôle des troubles alimentaires dans la grossesse, l'issue néonatale et le développement précoce de l'enfant.* » Des dizaines d'années de travail auprès de ces femmes m'ont permis de les observer sous tous les angles avec toute l'empathie et le professionnalisme nécessaires à l'amélioration de leur bien-être.

Mon livre s'adresse à tout le personnel soignant mais aussi aux patientes et à leurs proches. Mon objectif est d'améliorer leurs connaissances sur les troubles de l'alimentation chez les femmes et leur incidence sur leurs futures grossesses et le développement de l'enfant à court et long terme. Un programme permet d'identifier ces femmes afin de prévenir les conséquences négatives qu'entraînent leurs troubles, impactant souvent toute leur famille.

Cela ne peut se faire sans la connaissance de leur situation et de leur état psychologique : la boulimie et l'anorexie sont souvent associées à la honte. Derrière ces troubles se cache un mal-être qu'il s'agit d'identifier avec beaucoup de tact et de douceur. Gagner la confiance de la patiente est un préalable à toute rééducation. Cette empathie a toujours été le moteur de ma vie. À travers la fréquentation de femmes présentant des troubles alimentaires, c'est le bien-être de toute leur famille qui est visé, in fine. On a trop longtemps sous-estimé l'importance de ce problème et les dégâts potentiels qu'il peut engendrer, pouvant aller jusqu'à la dépression et à des pensées suicidaires.

Ce livre va les aider à le surmonter.

TROUBLES DE L'ALIMENTATION ET GROSSESSE

L'anorexie pathologique touche généralement des adolescentes. En Suède, la forme restrictive de l'anorexie est de 1 à 2% et la forme boulimique de 5%. Selon une étude suédoise, les femmes ayant présenté un trouble alimentaire antérieur ont un risque de récidive de 22% au cours de leur grossesse. Toutes les femmes ayant eu des antécédents de troubles de l'alimentation sont exposées aux risques de dépression post-partum, aux troubles de l'attachement mère-enfant, à une naissance prématurée, au retard de croissance de l'enfant et à un accouchement par césarienne.

Il en résulte que pour toutes ces femmes et dès leur première visite au centre d'inscription :

– Il est primordial de les questionner sur l'éventualité d'un trouble antérieur de l'alimentation.

– Leur proposer des consultations de sages-femmes plus fréquents, avec orientation possible vers un conseiller, un psychologue ou un psychiatre.

– Consulter un médecin en début de grossesse pour planifier les visites et transmettre l'information nécessaire concernant le risque accru de retard de croissance du fœtus et la dépression post-partum de la femme.

– Contrôler le poids de la femme enceinte à chaque visite, afin de s'assurer qu'elle s'alimente correctement pendant sa grossesse.

– Contrôle de croissance supplémentaire à la 32ème semaine de grossesse.

– Prendre contact avec le Centre Infantile (conjointement avec la patiente) avant l'accouchement, pour lever les inquiétudes concernant la dépression post-partum, les problèmes d'allaitement ou le trouble de l'attachement mère-enfant.

– Planifier un suivi précoce afin de prévenir une éventuelle dépression post-partum.

SOIN DES PATIENTS (ET DE LEURS ENFANTS) AYANT EU DES TROUBLES ALIMENTAIRES ACTUELS OU ANTÉRIEURS PENDANT LA GROSSESSSE ET L'ACCOUCHEMENT.

1 – Attirer l'attention sur les troubles de l'alimentation pendant la grossesse et leur incidence sur le lien mère-enfant, notamment sur sa relation future avec l'enfant en liaison avec l'alimentation et la santé.

2 – Développer des stratégies de continuité et de coopération au sein de la PMI (Protection Maternelle et Infantile) pour les femmes nouvellement accouchées et souffrant de troubles alimentaires.

3 – Instaurer un entretien avec la femme, dès son inscription au Centre Maternel afin de savoir si elle a actuellement, ou a eu antérieurement, un trouble de l'alimentation.

4 – Il est souhaitable et important de solliciter la présence du futur père afin qu'il reçoive les mêmes informations. Le régime alimentaire et son incidence sur la santé de l'enfant concerne tous les membres de la famille.

Pour clore mon introduction voici quelques recommandations :

– L'exercice physique quotidien et régulier est un facteur d'équilibre physique et mental.

– Un bon sommeil.

– Une nourriture équilibrée.

– Éviter le stress : Une femme enceinte a toujours besoin de calme et de joie.

Je vous laisse lire ma Thèse de doctorat (Ph.D)

Bonne chance
Madame Koubaa Saloua
Saloua75@hotmail.com

Département de Santé de la femme et de l'enfant
Division Obstétrique et Gynécologie
Institut Karolinska, Stockholm, Suède

Rôle des troubles alimentaires pendant la grossesse, Conséquences néonatales et évolution du développement de l'enfant

Saloua Koubaa

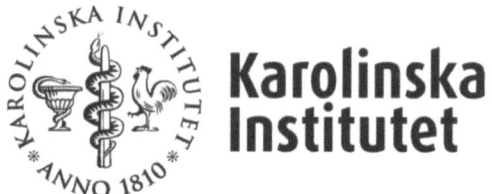

Toutes les publications antérieures ont reçu l'autorisation de l'éditeur.
Éditeur : Karolinska Institutet.
Imprimeur : [KI Universitetsservice AB]

© Saloua Koubaa, 2013-11-14
ISBN 978-91-7549-411-1

À mon cher époux et mes chers enfants Jamel & Adel

RÉSUMÉ

On sait peu de choses de l'impact des troubles alimentaires sur la grossesse, la croissance du nourrisson et son développement cognitif. Des rapports préliminaires signalent des complications accrues pendant la grossesse et un faible poids à la naissance des enfants de mères atteintes de troubles alimentaires. Un suivi prospectif de la croissance et du développement cognitif des enfants de ces mères sur un long terme, s'avère absolument nécessaire.

Objectifs : Étudier l'impact du trouble alimentaire sur la grossesse et leurs résultats néonatals, l'adaptation de la mère, la croissance infantile et le développement cognitif comparés aux témoins.

Méthode : Quarante-neuf femmes nullipares, non-fumeuses, ayant des antécédents de troubles alimentaires (TA), 24 avec anorexie mentale (AM), 20 avec boulimie (BM), 5 avec des TA non spécifiés (TANS) et 68 témoins saines ont été suivies pendant leur grossesse et jusqu'à trois mois après leur accouchement. Ces femmes ont été recrutées en début de grossesse dans 13 cliniques prénatales du nord-ouest de Stockholm. Trois mois après leur accouchement, elles ont rempli un questionnaire sur leur adaptation à la maternité et leur attitude maternelle (AMAM) et ont été interrogées sur leurs problèmes de santé mentale post-partum. De plus, la croissance des enfants (poids, taille, périmètre crânien) et leur développement neurocognitif (questionnaire : *Five to Fifteen FTF*) ont été suivis jusqu'à l'âge de cinq ans. Au début de la grossesse, des échantillons sanguins ont été analysés afin de relever les marqueurs nutritionnels et les facteurs de stress (ferritine, cortisol, thyréostimuline (TSH), thyroxine libre (T4), insuline, facteur de croissance insulinomimétique I et protéine de liaison 1. Les taux sériques de ces biomarqueurs furent confrontés au périmètre crânien et au développement neurocognitif des enfants.

Résultat : Onze de ces patientes (22%) ont eu une rechute avérée au cours de la grossesse. Les femmes enceintes avec un TA antérieur ou actuel, couraient un plus grand risque de porter un bébé petit pour son âge gestationnel, un poids de naissance plus faible et un périmètre crânien plus petit que chez les témoins (article I). Trois mois après l'accouchement, 92% des mères atteintes de troubles alimentaires avant leur grossesse, signalèrent des difficultés concernant leur adaptation maternelle, comparativement à 13% dans le groupe témoin, alors qu'il n'y avait pas de différence entre les sous-groupes de TA. Cinquante pour cent des mères au TA antérieur déclarèrent avoir dû consulter les services de santé après leur accouchement, en raison d'une dépression ou d'autres problèmes mentaux (Document II). Les enfants des mères au TA antérieur connurent un rattrapage rapide de l'indice de masse corporelle, tandis que leur périmètre crânien moyen continuait de marquer un retard jusqu'à 18 mois au moins. La faible croissance du crâne fut reliée au retard du développement neurocognitif dans le groupe des TA (article III). Les taux sériques de ferritine furent significativement plus bas dans le groupe des AM, mais non dans le groupe des BM, et furent corrélés à une altération de la mémoire chez les enfants à l'âge de cinq ans (article IV). En outre, les taux sériques maternels de T4 furent positivement associés au périmètre crânien des enfants dans le groupe des AM et dans le groupe des BM mais non chez les témoins.

Conclusion : Les femmes enceintes ayant des antécédents d'AM ou de BM devraient être considérées comme un groupe à risque de complications prénatales et à l'accouchement. Des recherches supplémentaires sont nécessaires, en particulier sur la croissance à long terme et le développement neurocognitif de ces enfants. Les services de santé doivent améliorer leurs méthodes pour identifier une probabilité d'AM et de BM chez les femmes enceintes et optimiser leur suivi afin de prévenir des effets néfastes sur la santé de la mère et de l'enfant.

LISTE DES PUBLICATIONS

Cette thèse est basée sur les documents suivants, qui seront développés dans le texte sous leurs chiffres romains I-IV :

I. Koubaa S, Hällström T, C Lindholm, Hirschberg AL. Grossesses et résultats néonatals chez les femmes souffrant de troubles alimentaires. Obstet Gynecol 2005 : 105 : 255-260

II. Koubaa S, Hällström T, Hirschberg AL. Adaptation maternelle chez les femmes souffrant de troubles alimentaires. Int J Eat Disord 2008 ; 405-410.

III. Koubaa S, Hällström T, Hagenäs L, Hirschberg AL. Retard de croissance du périmètre crânien et développement neurocognitif des bébés de mères ayant eu des antécédents de troubles alimentaires : étude de cohorte longitudinale. BJOG 2013, [Epub avant impression].

IV. Koubaa S, Hällström T, Brismar K, Hellström PM, Hirschberg AL. Biomarqueurs de la nutrition et du stress chez les femmes enceintes ayant eu des antécédents de troubles alimentaires en relation avec le périmètre crânien et la fonction neurocognitive de l'enfant. Manuscrit.

SOMMAIRE

RÉSUMÉ	19
LISTE DES ABRÉVIATIONS	27
AVANT-PROPOS	29
1 – INTRODUCTION	31
1.1 TROUBLES ALIMENTAIRES (TA)	31
1.2 L'ANOREXIE MENTALE (AM)	32
1.2.1 Caractéristiques Cliniques	32
1.2.2 Critères diagnostiques	33
1.2.3 Épidémiologie	34
1.2.4 Étiologie	35
1.2.5 Complications médicale	36
1.2.6 Traitement et pronostic	37
1.3 BOULIMIE MENTALE (BM)	38
1.3.1 Caractéristiques clinique	38
1.3.2 Critères diagnostiques	40
1.3.3 Épidémiologie	40
1.3.4 Étiologie	42
1.3.5 Complications médicales	43
1.3.6 Traitement et pronostics	44
1.4 TROUBLES ALIMENTAIRES NON SPÉCIFIÉS (TANS)	45
1.4.1 Caractéristiques cliniques	45

	1.4.2 Épidémiologie	46
	1.4.3 Critères diagnostiques	47
	1.4.4 Étiologie	48
	1.4.5 Complications médicales	48
	1.4.6 Traitement et pronostic	49
1.5	MANUEL DIAGNOSTIQUE ET STATISTIQUE DES TROUBLES MENTAUX (DSM-V)	50
	1.5.1 Hyperphagie Boulimique (HB)	50
	1.5.2 Anorexie Mentale	51
	1.5.3 Boulimie Mentale	52
1.6	TROUBLES ALIMENTAIRES ET FERTILITÉ	52
1.7	GROSSESSE ET RÉSULTAT NÉONATAL	54
1.8	ADAPTATION À LA MATERNITÉ	56
	1.8.1 Suivi post-partum des mères en bonne santé.	56
	1.8.2 Dépression post-partum	57
	1.8.3 Adaptation post-partum chez les mères ayant des troubles alimentaires	58
	1.8.4 Dépression post-partum chez les femmes ayant des troubles alimentaires.	59
	1.8.5 Alimentation du nourrisson	60
1.9	DÉVELOPPEMENT DE LA CROISSANCE DU NOUVEAU-NÉ	61

2 – OBJECTIF 63
   2.1 OBJECTIF GÉNÉRAL 63
   2.2 OBJECTIFS SPÉCIFIQUES 63

3 – MOYENS ET MÉTHODES 65
   3.1 CONCEPTION DU PROJET 65

3.2	PANEL DE FEMMES ÉTUDIÉ	66
3.3	APPROBATION ÉTHIQUE (I, II)	68
3.4	ÉTUDE DE PROCÉDURE I	68
3.5	ÉTUDE DE PROCÉDURE II	70
	3.5.1 Adaptation et attitude maternelles	70
3.6	PANEL D'ÉTUDE DES ENFANTS	72
3.7	APPROBATION ÉTHIQUE	73
3.8	ÉTUDE DE PROCÉDURE III	73
	3.8.1 Poids, taille, périmètre crânien	73
	3.8.2 Fonction neurocognitive	74
3.9	ÉTUDES DE PROCÉDURE IV	76
3.10	APPROBATION ÉTHIQUE (IV)	77
3.11	MÉTHODES ANALYTIQUES DES BIO MARQUEURS SÉRIQUES	77
3.12	STATISTIQUES	78

4. RÉSULTATS 80
   4.1 CARACTÉRISTIQUES DE GROSSESSE DES PARTICIPANTES (I, II, III & IV) 80
   4.2 ISSUES NEONATALES (I) 82
   4.3 ADAPTATION À LA MATERNITÉ (II) 85
   4.4 Développement de la croissance (III) 88
   4.5 FONCTION NEUROCOGNITIVE (III) 91
   4.6 BIOMARQUEURS DE LA NUTRITION ET DU STRESS (IV) 93

5 DÉBAT 95
   5.1 GROSSESSE ET RÉSULTATS NÉONATALS 95
      5.1.1 Périmètre crânien 96

- 5.2 BIOMARQUEURS DE LA NUTRITION ET DU STRESS MATERNELS — 99
  - 5.2.1 Ferritine — 99
  - 5.2.2 Cortisol et hormones thyroïdiennes — 101
- 5.3 ADAPTATION À LA MATERNITÉ — 102
  - 5.3.1 Problèmes de santé mentale — 104
- 5.4 CROISSANCE ET DÉVELOPPEMENT NEURO-COGNITIF DU NOUVEAU-NÉ — 105
  - 5.4.1 Développement de la croissance — 105
  - 5.4.2 Fonction neurocognitive — 107
- 5.5 CONSIDÉRATIONS CLINIQUES — 109
- 5.6 ÉVALUATION CRITIQUE — 110

6. CONCLUSIONS GÉNÉRALES — 112

7. REMERCIEMENTS — 114

8. RÉFÉRENCES — 117

LISTE DES ABRÉVIATIONS

Anglais **Français**

Anglais		Français
AN	Anorexie mentale	AM
ANOVA	Analyse de la variance	AV
APA	Association psychiatrique américaine	APA
BbK	Bio-banque de l'Institut Karolinska	BbK
BED	Hyperphagie boulimique	HB
IMC	Indice de masse corporelle	IMC
BN	Boulimie mentale	BM
CBT	Thérapie cognitivo-comportementale	TCC
IC	Intervalle de confiance	IC
CV	Coefficient de variation	CV
DSM-IV	Manuel diagnostique et statistique des troubles mentaux, ed 4	MDS-TM4
DSM-V	Manuel diagnostique et statistique des troubles mentaux, ed 5	MDS-TM5
ED	Troubles alimentaires	TA
EDNOS	Troubles alimentaires non spécifiés	TANS
FSH	hormone folliculo-stimulante	HFS
FTF	Five to Fifteen	FTF
GnRH	Hormone libérant de la Gonadotrophine	HLGn
IGFBP1	Protéine de liaison 1	PL1
IGF-I	Facteur de croissance analogue à l'insuline 1	FCI 1
LH	hormone lutéinisante	HL
LSD	Test de différence le moins significatif	TDMS

MAMA	Adaptation maternelle et questionnaire d'attitude maternelle	AMAM
OR	Rapport statistique	RS
SOPK	Syndrome ovarien polykystique	SOPK
PPD	Dépression post-partum	DPP
RIA	Dosage radio-immunologique	DRI
SD	Écart-type	ET
SDS	Score d'écart type	SET
SGA	Petit pour l'âge gestationnel – (Hypotrophie gestationnelle)	HG
SRI	Inhibiteur sélectif de la recapture de la sérotonine	ISRS
T4	Thyroxine	T4
TSH	Hormone de stimulation de la Thyroïde	TSH

RÔLE DES TROUBLES ALIMENTAIRES SUR LA GROSSESSE, LE NOUVEAU-NÉ ET LE DÉVELOPPEMENT DE L'ENFANT.

AVANT-PROPOS

Il y a 13 ans environ, j'entrepris d'observer les femmes enceintes souffrant de troubles alimentaires (TA) pour les comparer à la norme. Ma longue expérience professionnelle d'obstétricienne m'avait confrontée à ces femmes souffrant de TA et aux défis auxquels elles devaient faire face durant leur grossesse. Je planifiai alors à l'Institut Karolinska un projet de recherche axé sur les TA pendant la grossesse. Bien que n'étant pas certaine alors de l'aboutissement de ce projet, j'étais cependant convaincue qu'il était indispensable de faire la lumière sur ce sujet complexe.

À travers ma pratique des jeunes patientes en consultation externe, j'avais découvert que dans ce domaine circulaient beaucoup d'idées préconçues probablement dues aux rares études faites sur ce sujet. À l'époque, la plupart des études sur les femmes enceintes, étaient limitées et peu concluantes. Comme le tabagisme maternel et environnemental de la femme enceinte qui n'était pas abordé et aucun contrôle de groupe effectué. À notre connaissance, aucune recherche sur la croissance du périmètre crânien des bébés n'avait été initiée et à une exception près, les enfants n'avaient jamais été suivis plus d'une année au cours d'études antérieures.

C'est pourquoi je décidai d'approfondir le sujet en examinant de plus près le développement fœtal et la croissance des enfants de femmes souffrant de TA ou ayant souffert de TA. Je pris contact avec le Centre de Connaissances des Troubles alimentaires de Stockholm, sollicitai un financement et obtins des conseils pour démarrer ce projet. Ce fut pour moi un long parcours, mais absolument passionnant.

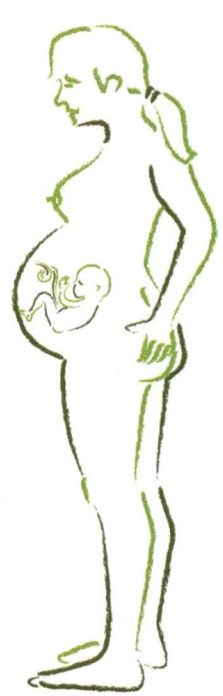

1 – INTRODUCTION

1.1 TROUBLES ALIMENTAIRES (TA)

Selon le Manuel Diagnostique et Statistique des Troubles Mentaux, MDS-TM4 (APA 2000) les TA se retrouvent dans les principaux diagnostics de l'anorexie mentale (AN), la boulimie mentale (BM) et autres troubles alimentaires non spécifiés (TANS) Ces troubles constituent l'une des causes majeures de la morbidité, en termes d'années de vie perdues, dues au handicap ou décès pour ces jeunes femmes (Sattar et al., 1999).

Le premier pic s'observe à l'adolescence, à un moment sensible du développement. Le taux de prévalence de vie concernant un TA total ou partiel chez les femmes se situe entre 0,9% et 4,3% et de 1,5% à 7% pour les BM complètes et partielles (Favaro et al., 2003, Currin et al., 2005, Anderluh et al., 2009). Des études sur les tendances temporelles en TA montrent que l'incidence et la prévalence de l'AM et de la BM se stabilisent dans les pays occidentaux (Favaro et al., 2003), alors que la prévalence de TANS continue d'augmenter (Mond et al., 2009). Les TA s'expliquent généralement par des causes multifactorielles, comprenant les facteurs de risques psychologiques, sociaux et biologiques. Cependant, peu de recherches ont tenté de regrouper les données concernant ces divers types de facteurs de risque et d'explorer les interactions entre les caractéristiques sociales et de santé des parents, l'environnement de la petite enfance et les aspirations personnelles susceptibles de peser sur le risque et les résultats à long terme du TA.

1.2 L'ANOREXIE MENTALE (AM)

1.2.1 Caractéristiques Cliniques

L'AM est une maladie psychiatrique grave caractérisée par une insuffisance pondérale prononcée, souvent très en-dessous de 85% du poids corporel idéal. Les jeunes qui sont encore en période de croissance ne parviennent pas à augmenter de poids (et souvent de taille) ni de densité osseuse. Malgré une insuffisance pondérale sévère, les personnes atteintes d'AM ont une perception insatisfaisante de leur corps et continuent à avoir des comportements néfastes qui perpétuent leur perte de poids (par ex. régimes, purges, exercice physique excessif). En termes psychologiques, le poids et la forme du corps peuvent refléter l'estime de soi de l'individu. Bien que l'aménorrhée soit un critère diagnostique, sa pertinence pour identifier la maladie est incertaine (Watson et Andersen, 2003). Parmi les traits de personnalité typiques des personnes atteintes d'AM figurent le perfectionnisme, la compulsivité, l'anxiété, l'évitement des préjudices et une faible estime de soi (Wonderlich et al., 2005)

Les troubles psychiatriques comorbides les plus courants comprennent la dépression majeure et les troubles anxieux (Halmi et al., 1991 ; Kendler et Walters, 1995). Les troubles anxieux sont souvent antérieurs au déclenchement de l'AM (Gendall et al., 1997 ; Frank et al., 2004) et la dépression persiste souvent après la guérison (Sullivan et al., 1998)

1.2.2 Critères diagnostiques

Les critères diagnostiques de l'AM selon le MDS-TM4 (APA 2000) sont indiqués ci-dessous :

Anorexie Mentale
- Refus de maintenir un poids corporel égal ou supérieur à un poids minimal normal pour l'âge et la taille (par exemple poids corporel inférieur à 85% de l'indice de masse corporelle attendu ou <17,5)
- Peur intense de prendre du poids même s'il est sous-pondéré.
- Perturbation de la façon dont le poids ou la forme du corps est vécue
- Aménorrhée d'au moins trois cycles menstruels consécutifs

> **Sous-types**
> Type restrictif : La personne ne s'est pas régulièrement engagée dans un comportement de frénésie alimentaire ou de purge
> Type d'hyperphagie / purge : La personne présente régulièrement des comportements de frénésie alimentaire ou de purge (APA 2000)

1.2.3 Épidémiologie

La prévalence de vie de l'AM a été évaluée d'après l'étude de trois grands groupes de jumeaux présentant des résultats similaires. Selon une étude suédoise, la prévalence globale de l'AM était de 1,2% pour les femmes et de 0,3% pour les hommes, évaluée sur la plus grande étude de jumeaux relative aux cohortes de naissances de 1935-1958 (Bulik et al.,2006).

Dans une étude australienne portant sur des jumelles âgées de 28 à 39 ans, la prévalence globale d'une AM était de 1,9% (Wade and al.,2006). Dans une étude finlandaise, la prévalence globale d'une AM était de 2,2% se rapportant à un grand échantillon de femmes issues de cohortes de naissances de jumelles finlandaises de 1975-1979 (Keski-Rahkonen et al.,2007).

À partir des mêmes cohortes de naissances, la prévalence globale d'AM chez les hommes était de 0,24% (Raevuori et al., 2009). Le taux d'incidence globale de l'AM a été stable au cours des dernières décennies, mais on constate une augmentation dans le groupe à haut risque des filles de 15 à 19 ans (Smink et al., 2012).

1.2.4 Étiologie

L'étiologie de l'AM reste incomplètement comprise. Bien que de nombreux facteurs de stress psychologiques, sociaux et psychosociaux, biologiques et génétiques aient été considérés comme potentiellement causals, peu de facteurs de risques spécifiques ont été systématiquement reproduits dans les études sur l'étiologie du trouble. Les facteurs de risques communs aux TA comprennent le sexe féminin, l'alimentation infantile et des problèmes gastro-intestinaux, des problèmes de taille et de poids, une confiance en soi négative, l'abus sexuel et une comorbidité psychiatrique générale (Brambilla, 2001 ; Jacobi et al., 2004 ; Bentley et al., 2005). En outre, la prématurité et l'hypotrophie gestationnelle ont été identifiées comme des facteurs de risques d'AM à l'âge adulte (Cnattingius et al., 1999).

Plusieurs études pharmacologiques, génétiques et de neuro-imagerie ont identifié des perturbations fondamentales de la fonction sérotonergique chez les personnes atteintes d'AM même après récupération (Kaye et al., 2005). Bien que la sérotonine ait fait l'objet de nombreuses recherches, d'autres systèmes de neurotransmetteurs, notamment la dopamine, sont également impliqués dans le trouble (Barbarich et al. 2003 ; Aaltonen et al., 2008). La compréhension ultime de l'étiologie de l'AM inclura probablement les effets principaux des facteurs biologiques et environnementaux, ainsi que leurs interactions et corrélations.

1.2.5 Complications médicale

Les complications médicales de l'AM sont courantes et peuvent affecter plusieurs systèmes d'organes. L'AM sévère est associée à des complications cardiovasculaires graves et potentiellement mortelles, y compris la bradycardie, les arythmies et l'hypovolémie, ainsi que des perturbations électrolytiques entraînant une déplétion en sodium, une hypophosphatémie et une hypomagnésémie.

L'AM est aussi associée à d'importantes anomalies endocriniennes qui peuvent affecter le développement de la puberté chez les jeunes filles et entraîner une aménorrhée. En outre, de faibles niveaux d'œstrogènes associés à une carence nutritionnelle entraîneront une perte osseuse, en particulier de l'os trabéculaire, notamment dans la colonne vertébrale. Jusqu'à 50% des patients atteints d'AM présentaient une ostéoporose du rachis lombaire (Legroux-Gérot et al., 2005). D'autres complications médicales courantes sont les troubles gastro-intestinaux, y compris la dilatation gastrique, les problèmes dentaires et les modifications dermatologiques. Les conséquences médicales de l'AM peuvent persister même après une récupération majeure et peuvent inclure un faible indice de masse corporelle (IMC), des problèmes reproductifs d'ostéoporose (Rigotti et al., 1991) (Bulik et al., 1999) et de la dépression (Barraclough & Harris, 1998, Sullivan et al., 1998).

1.2.6 Traitement et pronostic

Le traitement de l'AM vise à rétablir le poids, à normaliser les comportements alimentaires, à traiter les troubles psychologiques tels que la distorsion de l'image corporelle, la faible estime de soi, les conflits interpersonnels et obtenir une rémission et une réadaptation à long terme. (Nice 2004 ; APA 2006). Dans la phase aigüe de la malnutrition et d'une perte de poids sévère, l'hospitalisation est nécessaire pour la réalimentation et la stabilisation médicale. Dans le traitement ambulatoire de l'AM, il existe des résultats de thérapie familiale chez les jeunes individus (Bulik 1 Watson, 2012). Chez les adultes, différents types de psychothérapie, comme la prise en charge en clinique spécialisée, la thérapie cognitivo-comportementale et la psychothérapie interpersonnelle, ont donné des résultats similaires (Bulik & Watson, 2012). La pharmacothérapie avec des antidépresseurs peut-être un complément mais n'est pas recommandée comme traitement unique.

Environ la moitié des patients se rétablissent complètement, 30% s'améliorent partiellement et les autres restent chroniquement malades (Berkman et al., 2007). L'AM est un trouble potentiellement mortel avec un risque accru de décès prématuré causé par la famine ou le suicide. Une méta-analyse récente de 35 études avec un suivi moyen de 14 ans a montré un ratio standardisé de mortalité de 5,9 (95% CI : 4.2-8.3) (Arcelus et al., 2011).

1.3 BOULIMIE MENTALE (BM)

1.3.1 Caractéristiques clinique

La BM se caractérise par des épisodes récurrents d'hyperphagie boulimique (HB) combinés à une forme de comportement compensatoire inapproprié. La frénésie alimentaire est la consommation d'une quantité anormalement élevée de nourriture associée à un sentiment de perte de contrôle. Des comportements compensatoires (visant à prévenir le gain de poids) comprennent : les vomissements auto-induits, l'abus de laxatifs, de diurétiques ou d'autres agents : le jeûne, l'exercice physique excessif.

L'apparition de BM se produit généralement à l'adolescence ou au début de l'âge adulte et elle est plus fréquente chez les femmes qui ont un poids corporel normal (APA 2000). Bien que le rapport entre les sexes soit d'environ 9 femmes pour 1 homme (Bulik et al., 1997, Hoek et van Hoeken, 2003), les critères de diagnostic eux-mêmes sont biaisés par le genre. Contrairement aux femmes, les hommes ont tendance à ne pas s'adonner à des comportements compensatoires tels que l'exercice excessif. La prise en compte des différences dans la présentation clinique de la BM chez les hommes pourrait conduire à des estimations révisées (Fichter & Quadflieg, 1997, Levitan et al., 2001, Lewinsohn et al., 2002). Environ 80% des patients atteints de BM sont diagnostiqués avec un autre trouble psychiatrique à un moment de leur vie (Braun et al., 1994). Les troubles psychiatriques fréquemment co-morbides comprennent les troubles anxieux, la dépression majeure, la dysthymie, la consommation de substances et les troubles de la personnalité (Brewerton et al., 1995 ; Weltzin et al., 1995 ; Lilenfeld et al., 1997). Les caractéristiques de la personnalité des personnes atteintes de BM comprennent certaines caractéristiques communes à l'AM comme l'évitement élevé des dommages, le perfectionnisme et la faible estime de soi. Les caractéristiques plus spécifiques de BM comprennent une plus grande recherche de nouveauté, une plus grande impulsivité, une plus faible autosuffisance et une moindre coopération (Barraclough & Harris, 1998, Bulik et Kendler, 1998, Fassino et al., 2004, Steiger et al., 2004).

1.3.2 Critères diagnostiques

Un diagnostic de BM nécessite un minimum de trois mois d'hyperphagie boulimique et un comportement compensatoire survenant deux fois par semaine ou plus (APA 2000), voir ci-dessous. Comme pour les AM, les individus doivent signaler l'influence indue du poids et de la forme sur leur estime de soi. De plus, la BM est diagnostiquée secondairement à l'AM, c'est-à-dire que la maladie n'est diagnostiquée BM que si les critères de l'AM ne sont pas remplis. Ainsi, pour être diagnostiqués BM, les individus devraient avoir un IMC supérieur à 17,5 ou l'équivalent chez les enfants et les adolescents. Le DSM-IV distingue deux sous-types de BM en fonction du comportement compensatoire individuel : purge (y compris vomissements et abus de laxatifs, diurétiques ou lavements) et absence de purge (restriction de l'alimentation et de l'exercice physique).

1.3.3 Épidémiologie

La prévalence estimée de la BM est de 1 à 3% chez les jeunes femmes et de 0,1 à 0,3% chez les hommes (Smink et al., 2012). Pour exemple, Keski-Rahkonen et ses collègues ont constaté une prévalence de 1,7% de la BM chez les jumelles finlandaises des générations 1975-1979 (Keski-Rahkonen et al., 2009). Depuis le début des années 90, une aide a été apportée pour que diminue l'incidence de la BM (Currin et al 2005). L'âge maximal d'incidence de la BM est de 16 à 20 ans. Néanmoins, plusieurs études font état d'une diminution de l'incidence de la BM (Keel et al., 2006, Smink et al., 2012).

BOULIMIE MENTALE

- Épisodes récurrents d'hyperphagie boulimique caractérisés par une consommation de nourriture en un temps très court : quantité de nourriture nettement plus importante que pour la plupart des gens et un manque de contrôle sur l'alimentation.
- Comportement compensatoire récurrent inapproprié afin d'éviter un gain de poids : vomissements provoqués, abus de laxatifs, diurétiques ou autres médicaments, jeûne ou exercice excessif.
- Frénésie alimentaire et comportements compensatoires inappropriés se produisant au moins deux fois par semaine pendant trois mois en moyenne.
- Auto-évaluation indûment influencée par la forme et le poids du corps.
- Perturbation ne se produisant pas exclusivement pendant les épisodes d'AM.

Sous-types

Purge : La personne se livre régulièrement à des vomissements volontaires ou à une fréquente utilisation de laxatifs, de diurétiques ou de lavements.

Sans purge : La personne pratique d'autres comportements compensatoires inappropriés tels que le jeûne ou l'exercice excessif (APA 2000).

1.3.4 Étiologie

Historiquement, de même que pour l'AM, la BM a été conceptualisée comme ayant des origines socio-culturelles. En outre, une agrégation familiale significative de BM a été rapportée (Kaye et al., 1998). Des études effectuées sur des jumeaux ont révélé une contribution – de modérée à substantielle – des facteurs génétiques additifs (entre 54% et 83%) et des facteurs environnementaux spécifiques à la BM (Wade et al., 1999, Carter et al., 2003). Les analyses de liaison ont identifié sur le chromosome 10p, des zones pouvant être associées à la BM (Bulik et Kendler, 1998, Wade et al., 1999). De nombreux gènes candidats ont été étudiés pour leur rôle dans le risque de la maladie (Van Furth, 2005).

Des études biologiques en cours suggèrent des troubles fondamentaux de la fonction sérotoninergique chez les personnes atteintes de BM (Bulik & Kendler, 1998 ; Wade et al., 1999). La compréhension ultime de l'étiologie de la BM et d'autres perturbations contribuant au développement de réponses inappropriées aux indices de satiété (Mitchell et al., 1991) comprendra probablement les effets principaux des facteurs biologiques et environnementaux ainsi que leurs interactions et corrélations.

1.3.5 Complications médicales

Bien que la BM ne soit généralement pas associée aux complications physiques graves normalement associées à l'AM, les patients font souvent état de symptômes physiques tels que fatigue, léthargie, ballonnements et problèmes gastro-intestinaux. Les personnes atteintes de BM qui vomissent fréquemment, peuvent présenter des anomalies électrolytiques, une alcalose métabolique, une érosion de l'émail dentaire, un gonflement des glandes parotides et des cicatrices et des callosités sur le dessus de leurs mains. Celles qui abusent fréquemment de laxatifs peuvent présenter un œdème, une perte de liquide et une déshydratation subséquente, des anomalies électrolytiques, de l'acidose métabolique, et une perte potentiellement permanente de la fonction intestinale normale (Lasater et Mehler, 2001).

La BM est également associée à des troubles endocriniens, y compris à de l'aménorrhée-oligoménorrhée, bien que la plupart des femmes atteintes de boulimie présentent un poids corporel normal. Certaines femmes boulimiques peuvent avoir une faible masse osseuse, en particulier celles qui, auparavant, ont eu une AM (Naessén et al., 2006)

1.3.6 Traitement et pronostics

L'objectif principal du traitement de la boulimie est de réduire ou d'éliminer les comportements de frénésie alimentaire et de purge. La réhabilitation nutritionnelle, l'intervention psychosociale, la psychothérapie cognitivo-comportementale (TCC)321 et le traitement familial sont souvent utilisés. L'établissement d'un régime de repas réguliers sans frénésie, l'amélioration des attitudes liées à l'alimentation, l'encouragement à un exercice sain mais sans excès et la résolution des troubles concomitants tels que les troubles de l'humeur ou de l'anxiété font partie des objectifs spécifiques de ces stratégies (Nice 2004, APA 2006).

Dans de nombreux cas, un traitement médical peut être nécessaire en plus d'une psychothérapie. On a démontré que la fluoxétine, inhibiteur sélectif de la recapture de la sérotonine (ISRS), réduit la fréquence des crises de boulimie et de purge et s'avère également efficace chez les patients qui ne sont pas déprimés (Leombruni et coll., 2006).

On sait peu de choses sur la cause et l'issue à long terme de la BM. Cependant, les données disponibles indiquent des taux de rémission atteignant 70% ou plus, d'après un suivi de 10 ans des BM (Keel et Brown, 2010). Ce TA est associé à un taux de mortalité inférieur à celui de l'AM. Dans une méta-analyse récente de 12 études portant sur des patients atteints de BM, le taux de mortalité standardisé global était de 1,9 (IC à 95% ; 1-4-2,6) (Arcelus et al., 2011).

1.4 TROUBLES ALIMENTAIRES NON SPÉCIFIÉS (TANS)

1.4.1 Caractéristiques cliniques

Le TANS est un diagnostic qui caractérise les personnes atteintes de TA ne répondant pas à tous les critères d'AM ou de BM, voir ci-dessous. Le poids de la patiente peut être juste au-dessus du seuil diagnostique de l'AM et elle peut encore être menstruée. La frénésie alimentaire et la purge peuvent intervenir moins souvent que ce qui est spécifié pour le diagnostic de BM. Le souci du poids et de la forme est généralement présent dans ces troubles, bien que dans certains cas, l'accent soit mis sur le maintien d'un contrôle strict de l'alimentation. Bien que les critères diagnostiques puissent ne pas être remplis, de nombreux TA typiques sont aussi sévères et durables que l'AM et la BM. Les besoins de traitement et le pronostic des patients peuvent être pratiquement identiques.

Un sous-type de TANS est le trouble de l'hyperphagie boulimique (HB). Les caractéristiques déterminantes de l'HB sont une consommation de nourriture objectivement importante dans des périodes de temps courtes, un manque de contrôle pendant les épisodes de consommation et une absence de comportement compensatoire. L'HB affecte environ 30% des personnes obèses qui nécessitent un traitement. Les frénétiques alimentaires représentent un sous-groupe distinct parmi les obèses avec une prévalence plus élevée de troubles psychiatriques comorbides, ainsi que des taux plus élevés de pathologie alimentaire, par rapport aux femmes obèses normales (Latzer et Tzchisinki, 2003).

1.4.2 Épidémiologie

TANS est le diagnostic de TA le plus couramment identifié dans la plupart des consultations externes autres que celles qui s'adressent à des spécialistes (Shafran & Fairburn, 2002).
Cependant, il existe très peu d'études épidémiologiques sur les TANS, probablement en raison de leur hétérogénéité. Sur un échantillon de jeunes femmes à l'échelle nationale, la prévalence ponctuelle de TANS était de 2,4% (Machado et al., 2007). La prévalence de vie chez les femmes européennes atteintes d'HB a été estimée à 1,9% (Preti et al., 2009).

1.4.3 Critères diagnostiques

Ci-dessous les critères de diagnostic pour les TANS selon MDS-TM4

Troubles alimentaires non spécifiés (TANS)

- Tous les critères de l'AM sont respectés mais la patiente a des règles régulières.
- Tous les critères de l'AM sont remplis sauf que malgré une perte de poids significative, le poids actuel de la patiente est dans la fourchette normale.
- Tous les critères de BM sont respectés, exceptés la présence de mécanismes d'hyperphagie et de compensation inappropriée, à une fréquence inférieure à deux fois par semaine ou pour une durée de moins de trois mois.
- Pratique régulière d'un comportement compensatoire inapproprié par une patiente de poids corporel normal, après avoir ingéré de petites quantités de nourriture.
- Mastique et recrache de grandes quantités de nourriture à plusieurs reprises, sans avaler.
- Trouble de l'hyperphagie boulimique (THB) : épisodes récurrents d'hyperphagie boulimique en l'absence de pratique régulière de comportements compensatoires inappropriés, caractéristiques de la BM.

(APA 2000)

1.4.4 Étiologie

Savoir si le TANS était une entité spécifique ou non, fit l'objet d'un débat. Les études transversales démontrent généralement peu de différences cliniques entre les personnes atteintes d'un syndrome complet d'AM ou de BM et leur TANS (Thomas et al., 2009). On considère généralement ce dernier diagnostic comme une catégorie résiduelle d'AM ou de BM. Cependant, certains soutiennent que les patientes atteintes de TANS ont plus de comorbidité, tels que dépression et trouble obsessionnel compulsif, si on le compare à la BM (Schmidt et al., 2008) Comme pour l'AM et la BM, la cause du TANS n'est pas déterminée, mais il s'agit très probablement d'une combinaison de facteurs environnementaux et biologiques qui contribuent à l'expression et au développement du trouble.

1.4.5 Complications médicales

Les problèmes médicaux associés aux TANS dépendent du type et de la sévérité des symptômes de ces troubles alimentaires, mais sont similaires aux critères complets des syndromes d'AM et de BM. Chez les adolescents présentant un TANS, il a été démontré que l'AM partielle était une maladie plus grave que la BN partielle et que ces catégories différaient davantage l'une de l'autre, que l'AM et la BM prises respectivement. (Peebles et al., 2010). De plus, bon nombre de ceux qui présentent une HB souffriront des mêmes complications physiques que ceux qui souffrent de BM, bien que la purge comporte plus de risques physiques que l'hyperphagie boulimique (Bulik & Reichborn-Kjennerud 2003). Les obèses s'exposent à des handicaps physiques et psychologiques associés à cet état, à savoir une faible estime de soi, du diabète, des maladies cardiaques, de l'hypertension et des accidents vasculaires cérébraux.

1.4.6 Traitement et pronostic

En dépit de nombreuses études sur l'évolution et les résultats concernant l'AM et la BM, peu ont porté sur les TANS en particulier. Les études affectées au traitement des TANS sont rares. Cependant, dans une petite étude comparative récente, on a démontré que la réponse à la thérapie cognitivo-comportementale (TCC), au suivi nutritionnel et aux psychotropes était de 43% pour les patients à TANS, comparables à ceux présentant une AM ou une BM (Larrañaga et al., 2013).

Les taux de rémission après 20 ans de suivi ont été de 75% pour les TANS contre 72% pour la BM, sans différence significative entre ces taux (Keel & Brown 2010). De plus, les taux de rémission ne semblent pas différer entre les formes de TANS que sont les AM partielles, les BM partielles et les HB (Keel & Brown 2010). Une méta-analyse récente de six études de patients atteints de TANS a révélé un taux de mortalité standardisé global de 1,9 (IC à 95% ; 1,5-2,5) (Arcelus et al., 2011).

1.5 MANUEL DIAGNOSTIQUE ET STATISTIQUE DES TROUBLES MENTAUX (DSM-V)

Récemment, la cinquième édition du Manuel Diagnostique et Statistique des Troubles Mentaux (DSM-V) a été publiée. Parmi les changements les plus importants figurent la reconnaissance de l'HB et les révisions des critères de diagnostic pour l'AM et la BM tels que résumés ci-dessous :

1.5.1 Hyperphagie Boulimique (HB)

On a inclus l'HB dans les DTM-V en tant que catégorie spécifique d'un trouble alimentaire. Dans le DSM-IV, on définit l'HB comme étant des épisodes récurrents au cours desquels est ingérée dans une courte période de temps une quantité de nourriture plus importante que celle ingérée par quiconque dans des circonstances similaires, avec des épisodes marqués par un sentiment de manque de contrôle. Une personne atteinte d'HB peut manger très vite, même lorsqu'elle n'a pas faim. Elle peut ressentir de la culpabilité, de l'embarras ou du dégoût et se cacher pour manger. Ce trouble est associé à une détresse profonde et se produit, en moyenne, au moins une fois par semaine par période de trois mois.

1.5.2 Anorexie Mentale

L'anorexie mentale, qui affecte principalement les adolescentes et les jeunes femmes, est caractérisée par une image corporelle déformée et un régime excessif entraînant une perte de poids importante, accompagnée d'une peur pathologique de devenir gros. Les nouveaux critères se concentrent sur les comportements, comme la restriction de l'apport calorique, et n'incluent plus le mot de « refus » en termes de maintien du poids. Selon le MDS-TM 4, le critère de l'aménorrhée sera abandonné. Ce critère ne peut être appliqué aux garçons, aux filles pré-pubères, aux femmes prenant des contraceptifs oraux, à celles qui sont ménopausées. Dans certains cas, les patientes présentent tous les autres symptômes et signes de l'AM, tout en ayant leurs règles.

1.5.3 Boulimie Mentale

La BM se caractérise par de fréquents épisodes de frénésie alimentaire suivis de comportements inappropriés tels que des vomissements volontaires pour éviter une prise de poids. Selon le MDS-TM 5 la BM concerne les personnes qui réduisent la fréquence des crises de boulimie et les comportements compensatoires, d'une à deux par semaine.

Les modifications des critères de TA énoncés ci-dessus n'affectent en rien les résultats et les conclusions de la présente thèse.

1.6 TROUBLES ALIMENTAIRES ET FERTILITÉ

La capacité de reproduction des femmes atteintes de TA est diminuée en fonction de plusieurs facteurs. L'un des critères diagnostiques de l'AM est l'aménorrhée. Dans l'AM, le mécanisme habituel des troubles menstruels est l'aménorrhée hypothalamique due à la famine et à un faible poids corporel (Chan & Mantzorors, 2005). L'inhibition hypothalamique du système reproducteur entraînera une perturbation de la sécrétion d'hormone libérant la gonadotrophine (GnRH) par l'hypothalamus. Cela se traduira par une diminution de la sécrétion de l'hormone hypophysaire, de l'hormone lutéinisante (HL) et de l'hormone folliculo-stimulante (HFS) conduisant à une faible production d'œstradiol par les ovaires, ce qui provoquera une anovulation et une aménorrhée. En raison de l'anovulation, il est rare que les femmes tombent enceintes spontanément bien que de tels cas sont signalés. De plus, l'AM est associée à une baisse de la libido et une réduction de l'activité sexuelle. (Pinheiro et al., 2010).

Les femmes atteintes de BM présentent également des troubles menstruels plus fréquents, même si leur poids est généralement normal (Gendall et al., 2000 ; Naessén et al., 2006). Divers mécanismes peuvent expliquer l'oligoménorrhée et l'aménorrhée chez les boulimiques. Les périodes de famine temporaires associées à la boulimie peuvent être responsables de l'inhibition hypothalamique de l'axe reproducteur, ainsi que des faibles niveaux d'hormones thyroïdiennes comme dans l'AM (Gendall et al 2000). De plus, plusieurs études indiquent un lien entre le comportement boulimique et l'apparition accrue du syndrome des ovaires polykystiques(SOPK) (Naessén et al., 2006). Cette suggestion est fondée sur une fréquence accrue d'ovaires polykystiques, d'anovulation, de taux sériques élevés de testostérone et d'hirsutisme chez les femmes boulimiques (Naessén et al., 2006).

La restauration du poids semble être le facteur le plus important dans la récupération de la fonction menstruelle normale chez les femmes atteintes de TA. Cependant, l'altération de la fertilité peut persister malgré un poids normal après récupération d'un TA. On a associé les problèmes de fertilité, les grossesses non désirées et les attitudes négatives envers la grossesse à des antécédents d'AM et de BM au cours de la vie (Easter et al., 2011). Dans une récente étude basée sur ce registre, on a démontré que les femmes traitées pour un TA étaient davantage susceptibles d'être sans enfant ou de présenter des taux de grossesse et d'accouchement inférieurs à ceux des témoins (Linna et al., 2013).

1.7 GROSSESSE ET RÉSULTAT NÉONATAL

Bien que la fertilité soit réduite chez les femmes atteintes de TA, ces troubles n'excluent pas la grossesse spontanée. Les femmes atteintes de TA peuvent également devenir enceintes grâce à des techniques de procréation assistée. Néanmoins, il y a un risque accru de rechute du TA pendant la grossesse (Micali et al., 2007). On a observé que la prévalence de TA chez les femmes enceintes dépasse les 1%, mais elle est probablement plus élevée que ce qui est diagnostiqué car de nombreuses patientes cachent leurs symptômes (Bulik et al. 2007).

On a peu de données concernant l'influence du TA sur le déroulement de la grossesse et de l'accouchement. Certaines études suggèrent que l'AM et la BM peuvent avoir un impact négatif sur la grossesse et les issues prénatales.

On a pu observer un taux de complications maternelles plus élevé, telles que : fausses-couches, hyperémie, accouchements prématurés, restriction de croissance intra-utérine et accouchements par césarienne (Bulik et al., 1999 ; Lacey & Smith, 1987 ; Brinch et al., 1988 ; Mitchell et al., 1991 ; Franko et al., 2001).

On sait peu de choses sur les issues de la grossesse et la santé des nouveau-nés de femmes atteintes de TA. Les résultats des études publiées avant cette thèse suggèrent que le comportement anorexique et boulimique peut affecter négativement le développement fœtal. Cependant, la plupart de ces études sont des rapports rétrospectifs ou de petites études de suivi prospectives sans groupe de contrôle.

Des cas de mortinatalité, d'insuffisance pondérale à la naissance, d'incidence accrue, d'HF et de faible score Apgar, ont été associés à la progéniture (Lacey & Smith, 1987 ; Steward et al.,1987 ; Brinch et al 1988 ; Treasure & Russell, 1988 ; Conti et al., 1998 Franko et al., 2001). Dans une étude basée sur un registre, on a signalé que le risque d'HF était presque double en ce qui concerne la taille des enfants de femmes atteintes de TA, comparé à ceux de femmes saines (Petersen Sollid et al., 2004). En outre, des études individuelles ont mentionné une forte incidence de malformations congénitales chez les nourrissons de femmes boulimiques et une augmentation de la mortalité périnatale chez les enfants de femmes ayant eu une AM antérieurement (Lacey et Smith, 1987, Brinch et al 1988, Franko et al., 2001).

On a observé que les symptômes de TA pouvaient s'améliorer pendant la grossesse (Lacey et Smith, 1987, Blais et al., 2000 ; Crow et al., 2004). Les crises d'hyperphagie boulimique et les vomissements induits ont diminué progressivement pendant la grossesse chez 20 femmes atteintes de BM (Lacey et Smith, 1987). Cependant, après l'accouchement, les symptômes ont eu tendance à réapparaître et la moitié de ces femmes ont été plus perturbées après l'accouchement qu'avant la grossesse (Lacey & Smith, 1987 ; Blais et al., 2000). Pendant leurs grossesses, certaines femmes atteintes d'AM ont connu une diminution des symptômes de leurs TA, néanmoins après l'accouchement, ces symptômes sont revenus au même niveau qu'avant la grossesse (Blais et al., 2000).

1.8 ADAPTATION À LA MATERNITÉ

1.8.1 Suivi post-partum des mères en bonne santé.

Après la naissance d'un enfant, la mère doit gérer une adaptation de ses comportements qui non seulement produisent des changements physiques mais affectent une grande partie de sa vie psychologique. L'accouchement ne ramène pas immédiatement le corps de la femme à ses formes antérieures, mais intensifie une dynamique psychologique. Les domaines de préoccupation des nouvelles mères sont l'alimentation du nourrisson, le lien affectif et le suivi post-partum. L'étude qualitative des primipares a révélé que, devant faire face à un travail inattendu et épuisant concernant les soins au bébé, elles pouvaient ressentir une confusion et une ambivalence quant à leurs premières expériences maternelles (Miller, 2011). Dans une étude prospective suédoise, on a démontré que l'attachement prénatal maternel au cours du troisième trimestre de la grossesse est un bon prédicteur de l'interaction mère-enfant postnatale (Hägglöf & Siddiqui, 2000). Cette connaissance peut être utilisée pour identifier les femmes à risque d'interaction suboptimale dans leurs premières relations mère-enfant.

1.8.2 Dépression post-partum

Avoir un bébé, et surtout devenir mère pour la première fois entraîne de très grands changements dans l'adaptation intrapsychique et interpersonnelle maternelle. Il est bien connu que la procréation et la période post-partum sont associées à un risque accru de troubles psychiatriques tels que la dépression (Leight et al., 201). La dépression post-partum est un problème de santé mentale commun et sérieux. La prévalence est d'environ 10% et la maladie est associée à un risque accru de suicide. En outre, la dépression post-partum est associée à des perturbations dans la relation mère-enfant. Les facteurs de risques de la maladie sont la dépression ou l'anxiété pendant la grossesse, le trouble dysphorique prémenstruel, les événements stressants de la vie : faible soutien social ou du partenaire et faible statut socio-économique (Leight et al., 2010). Un débat et une suggestion sont en cours pour introduire un dépistage de la dépression post-partum dans les soins primaires.

1.8.3 Adaptation post-partum chez les mères ayant des troubles alimentaires

La période post-partum peut être particulièrement stressante pour les femmes atteintes de TA. Plus de 40% des nouvelles mères, qu'elles aient ou non reçu un diagnostic de TA, se disent insatisfaites de leur poids pendant la période post-partum (Walker et al., 1988). Après la naissance de l'enfant, ces femmes ressentent souvent le besoin de perdre rapidement leur excès de poids et ont souvent recours pour ce faire à des pratiques néfastes (Edelstein et al., 1992). Les femmes ayant des antécédents de TA et qui réduisent au minimum leurs comportements de TA pendant la grossesse, courent un risque élevé de rechute de TA pendant la période post-natale (Lacey et Smith, 1987 ; Blais et al., 2000). En fait, 80% des femmes atteintes de TA rechutent dans la période post-partum, attribuant cela à la sensation d'être trop grosses et veulent perdre tout le poids acquis durant leur grossesse (Lemberg et al., 1989).

Il y a très peu d'études sur l'adaptation à la maternité des mères à TA, hormis celles relatives à l'alimentation infantile. Brinch et ses collègues (1988) ont rapporté dans une étude rétrospective que parmi 50 mères ayant une AM, 68% estimaient avoir bien géré leur rôle maternel, 25% qu'elles l'avaient assez bien géré et 7% qu'elles l'avaient mal géré. Cependant, Woodside et Shekter-Wolfson (1990) ont constaté une prévalence élevée du dysfonctionnement parental et du dysfonctionnement conjugal dans un petit échantillon de patientes atteintes d'AM et de BM.

1.8.4 Dépression post-partum chez les femmes ayant des troubles alimentaires.

Les facteurs psychosociaux de la maternité, combinés aux préoccupations d'image corporelle intensifiées par les changements corporels dus à la grossesse, peuvent prédisposer les femmes atteintes de TA au développement de troubles de l'humeur post-partum. Dans une étude longitudinale portant sur 49 femmes atteintes d'AM et de BM, Franko et ses collaborateurs (2001) ont constaté que 37% des femmes atteintes de TA souffraient de dépression post-partum et surtout de symptômes de TA évolutif pendant la grossesse. En même temps, une étude cas-témoins rétrospective a montré un risque accru de dépression post-partum chez les femmes ayant une boulimie active pendant la grossesse (Morgan et al., 2006). En outre, l'étude a conclu que les femmes ayant une BM et une HB à vie semblent particulièrement exposées au risque de dépression post-partum (Mazzeo et al., 2006).

1.8.5 Alimentation du nourrisson

L'alimentation est considérée comme un facteur important dans le lien parent-enfant. Les mères atteintes de TA peuvent éprouver des difficultés pour nourrir leur progéniture en débutant l'allaitement au cours du post-partum (Lacey & Smith, 1987 ; Evans et Grange, 1995 ; Waugh et Bulik, 1999 ; Agras et al., 1999). Les femmes atteintes de TA signalent un manque de désir d'allaiter et peuvent éprouver des difficultés à le faire (Steward et al., 2001). Une étude a révélé que 14 des 20 mères atteintes de BM signalaient avoir des difficultés pour allaiter (Lacey et Smith,1987). En outre l'allaitement, tout en limitant l'apport calorique, peut exposer le bébé à un risque de malnutrition. Les femmes qui craignent que leur enfant devienne obèse peuvent être susceptibles de restreindre les calories de cet enfant, ce qui pourrait entraîner une privation nutritionnelle (Russel et coll., 1998). Le contrôle du profil des mères atteintes de TA doit être associé aux problèmes d'alimentation de leur progéniture (Stein et al., 2001). De plus, les enfants des mères atteintes de TA peuvent présenter un risque accru de développer eux-mêmes un comportement alimentaire perturbé (Stein et al., 2006).

1.9 DÉVELOPPEMENT DE LA CROISSANCE DU NOUVEAU-NÉ

Il y a peu d'informations sur les conséquences à long terme des TA maternels sur le développement de la croissance de la progéniture. Dans un premier rapport, sept nourrissons nés de mères ayant une AM présentaient une insuffisance pondérale à la naissance, mais avaient rattrapé un poids normal à l'âge de 30 semaines (Treasure et Russell, 1988). Dans une autre étude réalisée par Stein et ses collègues (1996), 33 nourrissons de mères atteintes de TA (BM et TANS) avaient la même taille, mais un poids inférieur à celui des enfants-témoins à l'âge d'un an. Cependant, le suivi à 10 ans n'avait montré aucune différence d'IMC entre les groupes (Stein et al., 2006). De plus, Waugh et Bulik (1999) ont démontré dans un petit document clinique, que les enfants des femmes atteintes de TA (AM et BM) avaient des tailles et des poids de naissance significativement plus faibles que les témoins, mais que ces différences n'étaient plus significatives à l'âge de trois mois. Dans une étude plus récente de grande envergure réalisée par Micali et ses collègues (2009), les bébés de neuf mois nés de BM auto-déclarés (n=194) étaient significativement plus exposés à avoir un poids supérieur à celui de la population générale.

À notre connaissance, aucune étude antérieure n'a fait état du périmètre crânien et du développement neurocognitif des enfants nés de mères atteintes de TA.

2 – OBJECTIF

2.1 OBJECTIF GÉNÉRAL

L'objectif global de cette thèse est d'augmenter les connaissances concernant l'influence d'un passif de TA sur les complications de la grossesse et les résultats néonatals, ainsi que sur l'adaptation de la mère à la maternité, à la croissance et au développement neurocognitif de l'enfant.

2.2 OBJECTIFS SPÉCIFIQUES

- Identifier les complications de la grossesse chez les femmes ayant un TA antérieur et décrire les issues néonatales (prématurité, AGS, poids, taille et périmètre crânien à la naissance) comparativement aux témoins en bonne santé.

- Comparer l'adaptation à la maternité des mères ayant des antécédents de TA avec des mères-contrôles.

- Décrire le schéma de croissance (poids, taille de la naissance à cinq ans et périmètre crânien jusqu'à 18 mois) et le développement neurocognitif jusqu'à cinq ans chez les enfants de mères AM ou BM avant leurs grossesses par rapport aux enfants-témoins.

- Décrire les niveaux de biomarqueurs de nutrition et de stress en début de grossesse chez les femmes ayant des antécédents d'AM ou de BM par rapport aux témoins, et relier ces résultats au périmètre crânien à la naissance de l'enfant et à son développement neurocognitif à l'âge de cinq ans.

3 – MOYENS ET MÉTHODES

3.1 CONCEPTION DU PROJET

Il s'agit d'une étude de cohorte longitudinale, dans laquelle des femmes ayant des antécédents de TA et des témoins sains, ont été suivis à partir de la 10ème semaine de grossesse environ, à trois mois après l'accouchement. L'évolution des grossesses et les issues néonatales ont été évaluées, ainsi que l'adaptation préparatoire de la mère. De plus, le développement de la croissance des enfants de mères à antécédents de TA et ceux des mères-témoins fut suivi de leur naissance à l'âge de cinq ans, âge auquel leur développement cognitif a été évalué. Les grandes lignes du projet sont décrites ci-dessous :

Grossesse	Postpartum	Développement de l'enfant	Analyses d'échantillons de bio banque
	3 mois	0 – 5 ans	
Papier I	Papier II	Papier III	Papier IV
Grossesse et résultats néonatals	Adaptation préparatoire à la maternité	Croissance et développent cognitif	Biomarqueurs de nutrition et de stress.
49 femmes TA	44 femmes TA	47 enfants de femmes TA	37 femmes TA
67 témoins	67 témoins	65 témoins	59 femmes saines

3.2 PANEL DE FEMMES ÉTUDIÉ

Le panel étudié initialement se composait de quarante-neuf femmes ayant des antécédents de TA (24 AN, 20 BM, 5 TANS) et 67 contrôles. Elles furent recrutées en début de grossesse dans 13 cliniques prénatales situées au nord-ouest de Stockholm. Toutes étaient non-fumeuses, nullipares et avaient conçu spontanément. Dans le cadre de la première visite prénatale, les femmes enceintes ayant des antécédents de TA ont reçu des informations orales et écrites sur l'étude et ont été invitées à y participer. Celles qui étaient volontaires ont été interrogées par une sage-femme sur leurs symptômes de TA antérieurs ou actuels. Ces interrogatoires de dépistage ont été réalisés entre août 1997 et juin 2001 et s'est poursuivi jusqu'à ce que 50 cas consécutifs de femmes enceintes ayant des antécédents de TA aient été recrutés. Six patientes positives au dépistage n'ont pas voulu participer davantage.

Les participantes positives au dépistage ont été interrogées à nouveau pour confirmer les diagnostics antérieurs et actuels d'AM, de BM et de TANS selon les critères diagnostiques du MSD-IV. Les diagnostics préliminaires ont été confirmés dans chaque cas. Des informations sur l'évolution et la durée de la maladie ainsi que les traitements antérieurs ou actuels du TA ont également été obtenus et confirmés à partir de dossiers médicaux lorsqu'ils étaient disponibles. Le tableau I présente les types et le nombre de femmes avec TA. La durée moyenne de leur maladie a été de neuf ans (intervalle de 3 à 15 ans) et la durée de récupération avant le recrutement a été de 2 ans (0,5 – 14) (intervalle médian et total).

Tableau I. Catégories MSD-IV de troubles alimentaire au cours de leur vie avant la grossesse

Diagnostic principal	N
Anorexie Mentale	24
Boulimie Mentale	20
Troubles alimentaires non spécifiés	5
Total	49

Au cours de la même période, 68 femmes-témoins on recruta dans les mêmes cliniques prénatales par interrogatoire, en utilisant les mêmes critères d'inclusion mais sans passé de troubles alimentaires. Dans chaque groupe de patientes et de témoins, une grossesse gémellaire fut diagnostiquée à la première échographie. Ces deux grossesses furent exclues de l'étude. Ainsi le panel final pour cette étude était composé de 49 femmes avec antécédents de TA et 67 femmes-témoins.

3.3 APPROBATION ÉTHIQUE (I, II)

Le protocole de recherche fut approuvé par le comité local d'éthique médicale (97-058), y compris le supplément 2000-04-09.

3.4 ÉTUDE DE PROCÉDURE I

Les femmes enceintes furent évaluées aux semaines 10, 20, 25, 28, 31, 34, 36 et 40 de la grossesse, conformément aux soins prénatals de routine. Les mesures effectuées concernaient le poids, la taille, la tension artérielle, l'hémoglobine et le dépistage du diabète gestationnel et de la pré-éclampsie. En dehors d'une échographie de dépistage pendant les semaines 16-18 de la grossesse, une échographie supplémentaire fut réalisée au cours des semaines 33-36 pour mesurer la croissance fœtale. Les données portant sur les complications prénatales, y compris l'hyperémie, l'anémie (hémoglobine <110g/L), l'hypertension gestationnelle, la pré-éclampsie et le diabète gestationnel furent recueillies à partir de dossiers médicaux. L'hypertension gestationnelle fut définie comme deux lectures systématiques de la tension systolique prénatale de 140mm Hg ou plus, ou deux lectures diastoliques prénatales de 90mm Hg ou plus. La pré-éclampsie fut diagnostiquée pour une pression artérielle > ou = à 140/90 en association avec une protéinurie > ou = 0,3g/24 heures. Le diabète gestationnel fut diagnostiqué pour un glucose plasmatique > 12,2 mmol/l après test de tolérance au glucose par voie orale. Les complications obstétricales, y compris un retard de croissance intra-utérine et un accouchement prématuré (avant 37 semaines complètes de gestation) furent également évaluées. Le retard de croissance intra-utérine fut basé sur le deuxième examen échographique et défini selon une croissance fœtale inférieure à 22% de la distribution de la croissance fœtale d'un panel suédois de référence (Marsal et al., 1996). Les données sur les conditions d'accouchement et les complications obstétricales telles que : induction du travail, extraction sous vide et utilisation de forceps, accouchement par césarienne et saignements post-partum furent évalués à partir des dossiers médicaux.

Les paramètres des résultats néonatals furent également évalués. La variable de résultat primaire était le poids de naissance. En outre, les données concernant la taille, le périmètre crânien, l'hypotrophie fœtale (HF) et les soins néonatals furent recueillis à partir des dossiers médicaux. L'hypotrophie fut définie comme un poids de naissance inférieur à deux écarts-types de la répartition du poids de naissance dans un panel suédois de référence, stratifiée selon le sexe et l'âge gestationnel à l'accouchement (Persson et Weldner, 1986). La microcéphalie fut définie comme étant inférieure à deux écarts-types de la distribution du périmètre crânien du même panel suédois de référence.

3.5 ÉTUDE DE PROCÉDURE II

Trois mois après l'accouchement, les femmes de l'étude I furent invitées à répondre à un questionnaire sur l'adaptation maternelle préparatoire et les problèmes de santé mentale postpartum. Les femmes ayant des antécédents de TANS ne furent pas été retenues pour cette étude en raison de la petite taille du sous-groupe. Ainsi, le panel étudié fut composé de 44 femmes ayant eu des antécédents de TA (Troubles Alimentaires) et 67 femmes-témoins. Le questionnaire adressé aux femmes par courrier devait être complété à leur domicile puis renvoyé à la sage-femme responsable.

3.5.1 Adaptation et attitude maternelles

Le questionnaire d'adaptation maternelle et d'attitude maternelle (MAMA) est une enquête d'auto-évaluation de 60 items développée par Kumar et al. (1984). Le questionnaire complet comprend cinq sous-échelles : image corporelle, symptômes somatiques, relations conjugales, attitudes face au sexe et attitudes face à la grossesse et au bébé. Dans cette étude, nous avons utilisé une version post natale de la dernière sous-échelle concernant l'adaptation maternelle et les attitudes envers le bébé. Elle se compose de 12 items et utilise une échelle en quatre points allant de 1=jamais/pas du tout à

4 = très souvent/beaucoup au cours du dernier mois (tableau II). Nous avons utilisé la même version suédoise que celle utilisée par Börjesson et al. (2005). La somme des résultats a été calculée pour l'ensemble de la sous-échelle, plage 12-48 : les résultats les plus hauts reflétant des niveaux d'adaptation les plus bas ou les attitudes les plus négatives. Il n'y eut pas de seuil établi pour faire la distinction entre les adaptations maternelles positives et négatives selon le questionnaire MAMA. Nous avons attribué un 3 ou 4 sur 12 items au moins, comme étant l'adaptation la moins favorable à la maternité.

Tableau II. Les 12 items du questionnaire MAMA.

Item
1. Avez-vous craint de ne pas être une bonne mère ?
2. Avez-vous eu peur de faire du mal à votre bébé ?
3. Avez-vous disposé d'assez de temps pour vous-même depuis que vous avez eu le bébé ?
4. Avez-vous regretté d'avoir eu ce bébé ?
5. Vous êtes-vous sentie fière d'être mère ?
6. Avez-vous été heureuse d'avoir un bébé ?
7. Avez-vous ressenti l'envie d'avoir plus d'enfants ?
8. Avez-vous été déçue par la maternité ?
9. Avez-vous éprouvé du plaisir à vous occuper de votre bébé ?
10. Vous êtes-vous demandé si votre bébé serait en bonne santé et normal ?
11. Est-ce que la vie a été plus difficile depuis la naissance de votre bébé ?
12. Avez-vous aimé nourrir votre bébé ?

La fiabilité test-retest pour les 12 items du questionnaire MAMA fut précédemment jugée satisfaisante (0,84), comme celle de la moitié divisée (0,73) (Kumar et al., 1984). Nous avons calculé l'alpha de Cronbach pour MAMA et trouvé une cohérence interne satisfaisante (alpha = 0,86). De plus, des comparaisons avec d'autres résultats d'interrogatoires et des données de questionnaires, ont fourni des preuves solides de la validité des critères (Kumar et al., 1984).

On a également demandé aux patientes si elles avaient consulté des services de santé pour une dépression ou tout autre problème de santé mentale au cours des trois premiers mois après leur accouchement.

3.6 PANEL D'ÉTUDE DES ENFANTS

La croissance et le développement neurocognitif des enfants de ces mères à antécédents de TA (Troubles Alimentaires) et des mères-témoins ont été suivis jusqu'à l'âge de cinq ans. Deux enfants nés de mères à antécédents de TANS n'avaient pas été retenus parce que l'un d'eux était décédé peu de temps après sa naissance en raison d'une malformation cardiaque et l'autre avait été perdu de vue. Une des mères du groupe-témoin avait été oubliée lors du suivi et une autre mère du même groupe avait refusé de participer.

Ainsi le panel de l'étude finale avait porté sur 47 enfants nés de mères ayant déjà eu un TA (24 AM, 20 BM, 3 TANS) et 65 enfants-témoins.

3.7 APPROBATION ÉTHIQUE

Le protocole de recherche fut approuvé par le comité local d'éthique médicale (04-199/1), et un consentement éclairé fut obtenu de toutes les mères.

3.8 ÉTUDE DE PROCÉDURE III

3.8.1 Poids, taille, périmètre crânien

Les données sur le poids et la taille à 3,6,12 et 18 mois et 3,4 et 5 ans avaient été obtenues à partir de dossiers médicaux des cliniques pédiatriques, tandis que les données sur le périmètre crânien étaient mesurées de la naissance à 18 mois. Le poids fut enregistré à 10g près, la hauteur de la tête et le périmètre crânien (circonférence fronto-occipitale maximum) au millimètre près. Le poids, la hauteur, l'IMC et le périmètre crânien furent exprimés en écarts-types inférieurs ou supérieurs à la moyenne d'un large panel d'enfants suédois relevés dans le cadre du suivi national de leur croissance (score d'écart type, SDS) (Albertsson Wikland et al., 2002). Les mesures du développement de la croissance furent confrontés aux éléments de la sous-échelle du questionnaire AMAM.

3.8.2 Fonction neurocognitive

La fonction neurocognitive des enfants fut étudiée à l'âge de cinq ans par le biais d'un questionnaire validé adressé aux parents, le Five to Fifteen (FTF) (Kadesjö et al., 2004), que les mères avaient rempli et renvoyé. Le questionnaire complet comprend 181 items sur le développement neurocognitif, répartis en huit domaines (motricité, fonctions exécutives, perception, mémoire, langage, apprentissage, compétences sociales et problèmes émotionnels/comportementaux) et leurs sous-domaines, mais pour les enfants de cinq ans, le domaine apprentissage ne fut pas utilisé. Le tableau III montre des domaines et sous-domaines utilisés dans la présente étude. Les réponses alternatives à chaque énoncé étaient :

0 = « Ne s'applique pas » – 1= « S'applique parfois/dans une certaine mesure »
2= « s'applique tout à fait ». Les scores les plus élevés re-

flètent des difficultés dans la fonction neurocognitive, et la notation au-dessus du 90ème percentile d'un panel de référence a été considérée comme significative et cliniquement pertinente.

Le FTF a une cohérence interne relativement élevée (alpha 0,69 – 0,94 de Crombach) et une fiabilité inter-évaluatrice et test-retest d'acceptable à excellente (Kadesjö et al, 2004). La validité clinique et l'utilité de la FTF ont été démontrées (Korkman et al., 2004 ; Trillingsgard et al., 2004).

Tableau III. Domaines et sous-domaines de la fonction neurocognitive de FTF

Domaines	Items	Sous-domaines	Items
Motricité	1-17	motricité globale	1-7
		Motricité fine	8-17
Fonctions exécutives	18-42	attention	18-26
		hyperactivité/impulsivité	27-35
		hypoactivité	36-39
		planning/organisation	40-42
Perception	43-60	repères dans l'espace	43-47
Mémoire	61-71	mémoire	61-71
Langage	72-92	compréhension	72-76
		acquisition du langage	77-89

Socialisation	122-148	communication aptitude à la socialisation	90-92 122-148
Émotionnel/ comportemental	149-181	intériorisation	149-154

3.9 ÉTUDES DE PROCÉDURE IV

À la clinique prénatale, un prélèvement sanguin de routine fut recueilli à la dixième semaine de grossesse pour le dépistage des infections (hépatite B, VIH, syphilis, rubéole) et le typage sanguin. Le sérum restant fut conservé à la bio-banque de l'hôpital universitaire de Karolinska. Toutes les femmes avaient donné leur consentement pour qu'on utilise ce prélèvement à des fins de recherches. On préleva des échantillons de bio-banque de 37 femmes à antécédents de TA (20 AM, 17 BM) et de 59 témoins, pour l'analyse des biomarqueurs de la nutrition (ferritine, thyréostimuline (THS), thyroxine libre (T4), insuline, somatomécine C (IGF-I) et la protéine de liaison IGFBP1 ainsi que du stress (cortisol), les taux sériques maternels de biomarqueurs ayant un rapport avec le périmètre crânien de l'enfant à la naissance et de sa fonction neurocognitive à cinq ans.

3.10 APPROBATION ÉTHIQUE (IV)

Le protocole de recherche fut approuvé par le comité local d'éthique médicale (2011/815-32) et la bio banque Karolinska. (BbK-00682)

3.11 MÉTHODES ANALYTIQUES DES BIO MARQUEURS SÉRIQUES

Les taux sériques de ferritine furent analysés par un essai de chimiluminescence de routine au Département de Chimie Clinique, à l'Hôpital Universitaire Karolinska. La limite de détection était de 0,2µ / L et le coefficient total de variation (CV), de 8,6%. Le cortisol fut analysé en utilisant l'instrument Modulaire E170/Cobas E (Roche Diagnostics, Mannheim, Allemagne).

Les CV totaux du cortisol furent de 3,1% à 284 nmol / L et de 3,8% à 750 nmol / L. Le test mesure à la fois la fraction libre et le cortisol lié aux protéines. Les taux sériques d'hormones stimulant la thyroïde (TSH) et de la thyroxine libre (fT4) furent mesurés par des immunodosages enzymatiques impliquant une chimiluminescence directe, comme décrit précédemment (Naessén et al., 2006). L'insuline fut analysée en utilisant un panel d'hormones métaboliques à base de billes magnétiques provenant de Millipore, Billerica, MA, USA (n° de catalogue HMHMAG-34K-06). Le lecteur de plaques était un Tecan Hydroflex (Tecan, Männedorf, Suisse) équipé d'un support magnétique. Les essais de CV inter et intra furent de 12,5% et 8,3%. La séparation consécutive des IGFBP par extraction avec de l'éthanol acide et cryoprécipitation, IGF-I fut déterminée par dosage radio-immunologique (DRI) en utilisant des [1-3] IGF-I comme radioligand pour minimiser l'interférence de tout IGGBP qui aurait pu être encore présent (Bang et al., 1991). Les concentrations d4IGFBP dans les échantillons de sérum furent déterminés par RIA selon Póvoa et ses collègues (1984).

3.12 STATISTIQUES

Le calcul de puissance pour le panel de l'étude initiale, fut basé sur le poids de naissance comme principale variable de résultat. Nous avons inclus 50 patientes et 68 témoins pour détecter une différence entre les groupes d'environ 10%, avec 80% de puissance. Les caractéristiques des participantes furent présentées en tant qu'écart moyen et écart type (SD) ou intervalle médian et interquartile. Dans les comparaisons entre les femmes ayant différents types de TA et les témoins, une analyse de variance unidirectionnelle (AV) suivie du test de différence de moindre importance de Fisher (test post-hoc LSD) (I, IV) fut effectuée pour des données continues et le test de Kruskal-Wallis (II-III) suivi de multiples comparaisons entre groupes, en fonction des rangs, pour les données distribuées, ordonnées ou asymétriques. Les valeurs-p furent ensuite corrigées selon la procédure de Bonferroni. Le test de X_2 et le test exact de Fisher (I, I) ont été utilisés pour les données mesurées sur une échelle nominale. Dans l'article III, une procédure mixte avec un modèle de coefficient aléatoire fut utilisée pour comparer les sous-groupes de TA et les contrôles concernant les variables de développement de la croissance (mesurés comme scores ET) avec des adaptations pour l'IMC de la mère et le sexe de l'enfant. Toujours dans ce document III, on utilisa un modèle linéaire général pour comparer le TA et les contrôles concernant la croissance à la naissance, 3, 6, 12, 18 mois et 3, 4 et 5 ans avec adaptation pour l'IMC de la mère, le sexe de l'enfant et l'âge véritable.

Les corrélations furent évaluées avec la corrélation de rang de Spearman ou le coefficient de corrélation du produit-moment de Pearson (III, IV). Une analyse de régression linéaire multiple par étapes (III) fut réalisée pour évaluer l'association entre le développement de la croissance et différentes variables de contexte. Pour évaluer la signification de la différence entre deux coefficients de corrélation (III), on réalisa la transformation Z de Fisher, pas à pas. $P < 0,05$ fut considéré comme statistiquement significatif.

4. RÉSULTATS

4.1 CARACTÉRISTIQUES DE GROSSESSE DES PARTICIPANTES (I, II, III & IV)

Les caractéristiques physiques et de la grossesse dans le panel étudié initialement des 49 femmes nullipares non fumeuses ayant des antécédents de TA (AM (n=24), BM (n=20) et TANS (n=5) et des 67 témoins sains, sont présentés dans le Tableau IV.

Leur poids et leur IMC à la 10ème semaine de gestation furent significativement plus bas chez les mères TA que chez les mères-témoins, mais l'augmentation de poids maternel ne différa pas entre les groupes. Cependant, l'augmentation de poids dans le sous-groupe des AM fut significativement plus faible que pour le groupe témoin (p < 0,05). Les femmes ayant des antécédents de TA présentèrent un risque accru d'hyperémie et d'anémie (hémoglobine < 110 g /L) évalué à la 25ème semaine de grossesse. De plus, l'hypertension gestationnelle /la pré éclampsie, la restriction de croissance intra-utérine et les césariennes furent plus nombreuses parmi les femmes à TA. Le nombre de semaines de grossesse et celui des accouchements prématurés ne furent pas significativement différents entre les groupes.

TABLEAU IV. Caractéristiques physiques et de la grossesse chez les femmes ayant des antécédents de TA et les femmes-témoins.

	Mère TA (n = 49)	Témoins (n = 67)	Importance
Âge (y)	29,3 ± 4,6	30,0 ± 3,7	
IMC (Kg/m2)	20,5 ± 3,0	22,3 ± 2,8	< 0,001
Augmentation poids mère (kg)	11,3 ± 3,9	12,1 ± 2,6	
Hyperémèse (%)	33	9	< 0,01
Anémie (%)	49	12	< 0,001
Hypertension gestationnelle Pré-éclampsie (%)	12	3	0,07
Restriction croissance intra-Utérine (%)	8	0	0,07
Nombre semaines gestation	38,9 ± 1,8	39,2 ± 1,8	
Accouchement prématuré (%)	18	12	
Césariennes (%)	26	13	0,07

Valeurs moyennes ± écart-type ou pourcentage.

Onze des 49 patientes (22%) eurent une rechute vérifiée de leur TA pendant la grossesse. Parmi celles-ci, huit femmes ayant déjà reçu un diagnostic d'AM et trois femmes ayant des antécédents de BM rechutèrent pendant la grossesse.

4.2 ISSUES NÉONATALES (I)

Les femmes enceintes ayant des antécédents de TA accouchèrent de nourrissons ayant un poids de naissance significativement plus faible, alors que la durée de leur gestation était comparable à celle des témoins (Tableau V). La fréquence d'hypotrophie gestationnelle (HG) fut significativement plus élevée chez les nouveau-nés de mères ayant déjà eu un TA. Lorsque l'on compara des sous-groupes TA, le poids de naissance fut significativement plus faible dans le groupe des AM, mais non dans le groupe des BM, et il n'y eut aucune différence de taille entre les groupes (Figure 1). De plus, il n'y eut aucune différence entre celles avec ou sans rechute vérifiée de TA pendant la grossesse.

Dans cette étude, la principale constatation fut un périmètre crânien significativement plus petit chez les enfants nés de mères à antécédents de TA (Tableau V). De plus, la prévalence de la microcéphalie fut de 8% (2 AM, 1 BM, 1 TANS) dans le même groupe d'enfants, mais de 0% dans le groupe-témoin. Il convient de noter que les nourrissons des sous-groupes anorexigènes et boulimiques avaient un périmètre crânien significativement plus petit que celui des témoins, bien que le poids à la naissance soit plus faible dans le groupe AM (Figure 1)

TABLEAU V. Caractéristiques néo-natales des enfants de mères ayant un passé de TA

	Nouveau-nés de mères ayant des TA (n= 49)	Nouveau-nés de mères-témoins n = 67)	importance
Poids (g)	3233 ± 606	3516 ± 515	< 0,01
Taille (cm)	49,6 ± 2,7	50,2 ± 2,4	
Périmètre crânien (cm)	33,7 ± 1,4	35,2 ± 1,6	< 0,001
Petit pour âge gestationnel (%)	12	1	< 0,05
Microcéphalie (%)	8	0	< 0,05
Malformations (%)	2	0	

Valeurs moyennes ± écart-type ou pourcentage

Figure 1. Poids à la naissance, taille et périmètre crânien des nouveau-nés de mères ayant des antécédents d'AM ou de BM et ceux des mères-témoins.

Les valeurs sont médianes et les intervalles interquartiles (P25-P75). * p<0,05, ** p<0,01 et p<0,001 par rapport aux témoins.

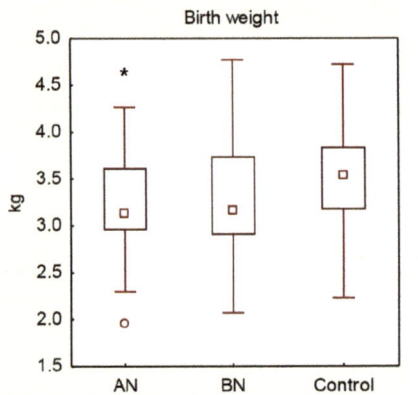
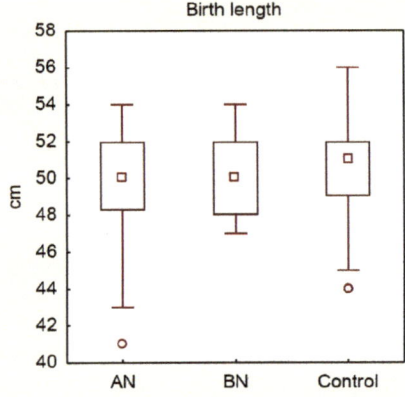
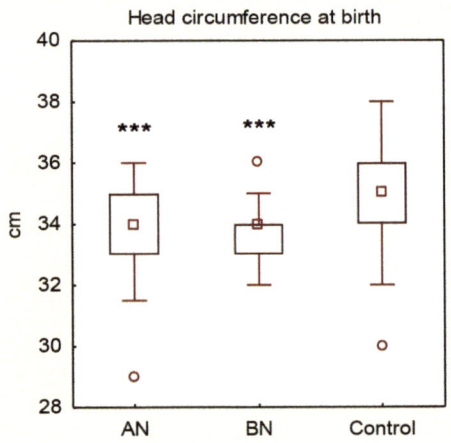

4.3 ADAPTATION À LA MATERNITÉ (II)

Le taux de réponses aux questionnaire AMAM d'adaptation maternelle fut de 100%. Dans cette étude, nous avons constaté que 92% des femmes ayant des antécédents d'AM ou de BM avaient une adaptation maternelle moins favorable, comme le prouvent les réponses au questionnaire AMAM, comparativement à 13% dans le groupe témoin (p<0,001) (Figure 2). Cependant, il n'y eut aucune différence entre les sous-groupes de TA et aucune différence entre les patientes ayant eu une rechute avérée pendant leur grossesse, et celles qui n'en eurent pas. La figure 2 montre la prévalence des femmes avec adaptation maternelle moins favorable pour chaque item du questionnaire AMAM.

Figure 2. Pourcentage de femmes dans les sous-groupes de TA et dans le groupe-témoin avec une adaptation maternelle moins favorable (score AMAM ≥ 3) pour chaque item du questionnaire.

* p<0,05, ** p< 0,01 et *** p < 0,001 par rapport aux témoins.
Pour les comparaisons multiples, les adaptations Bonferroni ont été effectuées.

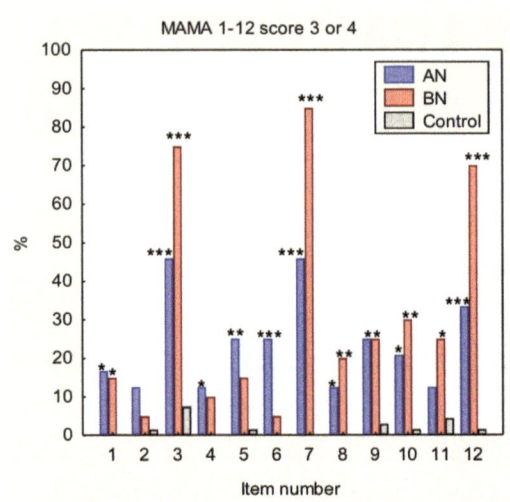

Item
1. Avez-vous craint de ne pas être une bonne mère ?
2. Avez-vous eu peur de blesser votre bébé ?
3. **Avez-vous eu assez de temps pour vous-même depuis la naissance du bébé ?**
4. Avez-vous regretté d'avoir eu le bébé ?
5. Vous êtes-vous sentie fière d'être mère ?
6. Avez-vous été heureuse d'avoir un bébé ?
7. **Est-ce que vous avez envisagé d'avoir plus d'enfants ?**
8. Avez-vous été déçue par la maternité ?
9. Avez-vous eu du plaisir à vous occuper de votre bébé ?
10. Vous êtes-vous demandé si votre bébé serait en bonne santé et normal ?
11. **Avez-vous aimé nourrir votre bébé ?**

Dans 11 des 12 items AMAM, au moins un sous-groupe de TA eut un score moyen significativement plus élevé que le groupe-témoin. Les groupes TA obtinrent le score le plus élevé pour la question 3 (Avez-vous eu assez de temps pour vous-même depuis la naissance du bébé ?), la question 4 (Avez-vous envisagé d'avoir plus d'enfants ?) et la question 12 (Avez-vous aimé nourrir votre bébé ?). Pour la question 7, le score du groupe BM fut significativement plus élevé que celui du groupe AM ($p < 0,05$).

Vingt-deux mères atteintes de TA (50%), dont cinq présentèrent une rechute avérée au cours de la grossesse, avaient consulté des services de santé en raison de dépression ou d'autres problèmes de santé mentale dans les trois mois qui avaient suivi l'accouchement, en comparaison des 10% du groupe-témoin ($p < 0,001$). Il n'y eut pas de différences significatives entre les sous-groupes d'AM et de BM (Figure 3).

Figure 3. Fréquence des problèmes de santé mentale après l'accouchement chez les femmes ayant des antécédents d'AM et de BN et les femmes-témoins.
*** $p < 0,001$ par rapport aux témoins.

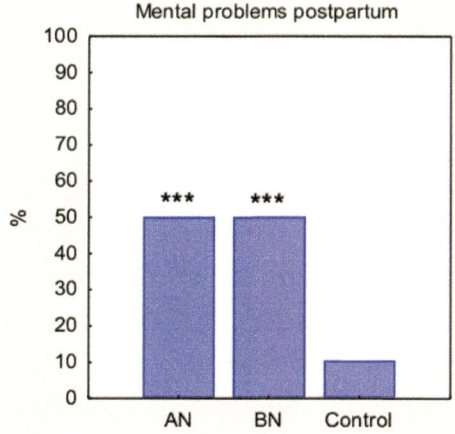

Figure 4. Pourcentage des femmes du sous-groupe de TA et celles du groupe-témoin ayant une adaptation AMAM moins favorable, et qui ont signalé ou pas des problèmes mentaux après l'accouchement.

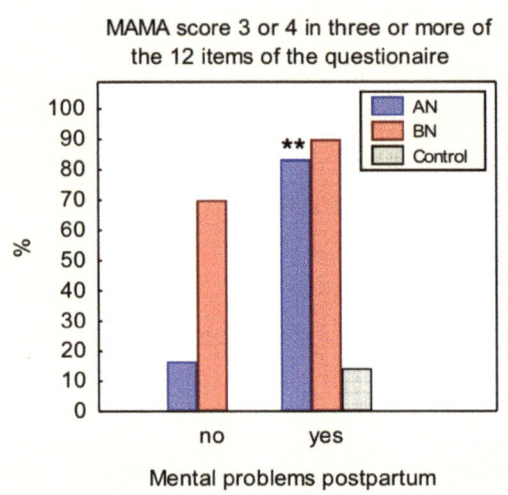

4.4 Développement de la croissance (III)

Les enfants des mères ayant eu des antécédents de troubles alimentaires montrèrent un rattrapage rapide de leur poids et de leur IMC, mais leur périmètre crânien continua de présenter un retard jusqu'à l'âge de 18 mois au moins. Le poids moyen et l'IMC à la naissance des enfants de mères ayant eu un TA, furent significativement plus faibles que chez les enfants-témoins (p< 0,05 respectivement) bien que l'âge gestationnel ait été similaire entre les groupes. Cependant, à partir de l'âge de trois mois, il n'y eut plus de différence de poids et d'IMC entre les groupes. La figure 5 montre l'IMC chez les nouveau-nés de mères ayant eu une AM ou une BM antérieures et les enfants-témoins, de la naissance à cinq ans (valeurs p ajustées en fonction de l'IMC de la mère, du sexe de l'enfant et de l'âge réel). L'IMC fut plus faible à la naissance dans les deux sous-groupes de nouveau-nés de mères ayant une AM ou une BM que les témoins, mais pas à un âge plus avancé. De même, le SET de l'IMC dans le groupe AM fut significativement plus faible à la naissance ($p < 0,05$) mais comparable aux témoins, alors que le SET de l'IMC dans le groupe BM fut comparable aux témoins à tous moments.

Figure 5. IMC de la naissance à cinq ans dans les sous-groupes d'enfants nés de mères ayant une AM ou une BM comparé aux enfants-témoins. Les valeurs sont des moyennes et l'IC à 95%. Les chiffres sont ajustés pour l'IMC de la mère, le sexe et l'âge réels de l'enfant.

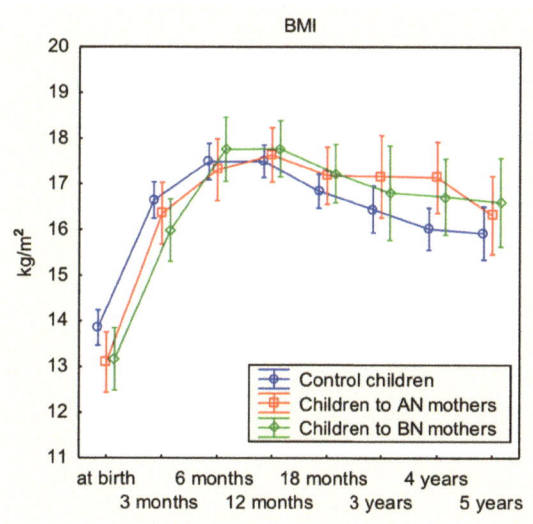

Contrairement à l'IMC, le périmètre crânien des enfants nés de mères atteintes de troubles alimentaires, se révéla plus faible tout au long de la période d'observation ($p < 0{,}01 - p < 0{,}001$). La figure 6 montre le périmètre crânien des nouveau-nés de mères AM ou BM et celui des enfants-témoins, de la naissance à 18 mois (valeurs p ajustées pour l'IMC de la mère, le sexe et l'âge réels de l'enfant). Le périmètre crânien fut significativement plus faible dans les deux sous-groupes de TA comparativement aux témoins ($p < 0{,}05 - 0{,}001$), respectivement). Des réponses défaillantes à la question 1 de l'AMAM (Avez-vous craint de ne pas être une bonne mère ?) correspondaient à une augmentation moindre du périmètre crânien ($p < 0{,}01$). Ce facteur, ainsi que le périmètre crânien à la naissance et le sexe de l'enfant expliquaient les 53% de la variance (R^2) dans l'augmentation du périmètre crânien ($p < 0{,}001$).

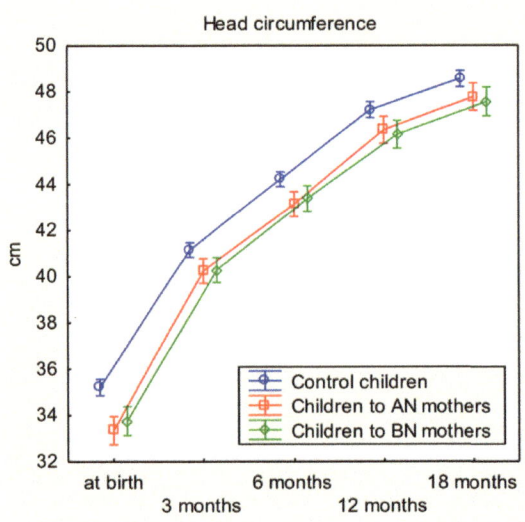

4.5 FONCTION NEUROCOGNITIVE (III)

Le taux de réponses au questionnaire FTF de la fonction neurocognitive fut de 96%. Les enfants des mères atteintes de TA affichèrent des résultats bruts moyens significativement plus élevés de capacités neurocognitives (fonction altérée) dans tous les domaines (p <0,05 – p < 0,001) que les témoins (p = 0,10) et émotionnels (p = 0,07). Il n'y eut pas de différences significatives dans les résultats bruts du domaine moyen pour les enfants de mères ayant eu des antécédents d'AM ou de BM. 41% des enfants de mères atteintes de TA et 11% d'enfants-témoins eurent un score moyen de domaine supérieur au 90ème centile dans un ou plusieurs domaines du questionnaire FTF (p < 0,0001).

La figure 7 montre le pourcentage d'enfants de mères AM et BM et des témoins, concernant le développement neurocognitif altéré à cinq ans dans différents domaines du questionnaire FTF. Le pourcentage d'enfants de mères AN et BM présentant une fonction altérée fut significativement supérieur en ce qui concerne les compétences motrices et les compétences langagières, et la fonction mémoire pour le groupe BM, par rapport aux témoins.

Figure 7. Pourcentage des enfants de mères AN et BM et des témoins dont le développement neurocognitif présente des facultés affaiblies (score supérieur au 90ème centile) dans différents domaines du questionnaire FTF. Des ajustements Bonferroni pour les comparaisons multiples ont été effectuées.

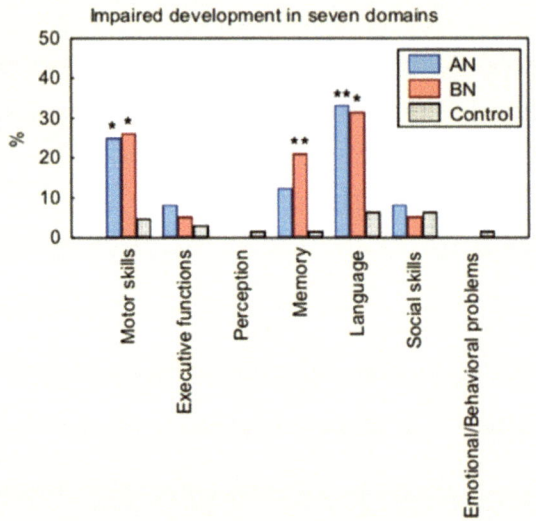

Chez les enfants de mères atteintes de TA, le périmètre crânien était significativement corrélé aux compétences langagières (rs = 0,32, p < 0,05).

Chez les enfants de mères ayant des antécédents de BM, le périmètre crânien à la naissance était également corrélé à la compétence planification/organisation (rs = 0,64, p <0,01), et les compétences sociales (rs = 0,51, p < 0,05).

Des corrélations similaires n'avaient pas été trouvées dans le groupe des AN ni dans le groupe-témoins.

4.6 BIOMARQUEURS DE LA NUTRITION ET DU STRESS (IV)

Les biomarqueurs sériques de la nutrition (ferritine, TSH, T4, insuline, IGF-I et IGFBP1) et du stress (cortisol) furent déterminés en début de grossesse chez les femmes à antécédents d'AM ou de BM et chez les témoins. Nous avons trouvé des taux sériques de ferritine significativement plus bas chez les femmes à antécédents d'AM ($p < 0,05$), mais non chez celles à antécédents de BM, par rapport aux témoins. (Figure 8). Ce n'est qu'en combinant les résultats des patientes et des témoins qu'apparut une corrélation positive entre la ferritine sérique et le périmètre crânien des nouveaux nés ($rs = 0,21$, $p < 0,05$). En outre, la ferritine sérique chez les mères à antécédents d'AM fut significativement associée à une altération de la mémoire de leurs enfants à l'âge de cinq ans ($rs = 0,17$, $p = 0,52$) (Figure 9). Une association similaire n'a pas été trouvée chez celles à antécédent de BM ($rs = 0,17$, $p = 0,52$) ni chez les témoins ($rs = -0,23$, $p = 0,11$).

Il n'y avait pas de différences significatives entre les groupes concernant les autres biomarqueurs étudiés, y compris le cortisol. Cependant, les taux sériques maternels de T4 libre étaient positivement associés au périmètre crânien des enfants du groupe BM ($rp = 0,48$, $p < 0,05$), avec la même tendance dans le groupe AM ($rp = 0,42$, $p = 0,07$) contrairement au groupe témoins ($rp = 0,006$).

Figure 8. Taux sériques de ferritine chez les femmes enceintes à antécédents d'AM ou de BM et chez les témoins. La ligne en pointillés indique la plage inférieure normale pour les femmes enceintes. Ces valeurs sont médianes et les intervalles interquartiles (P25 – P75). ** p < 0,01 par rapport aux témoins.

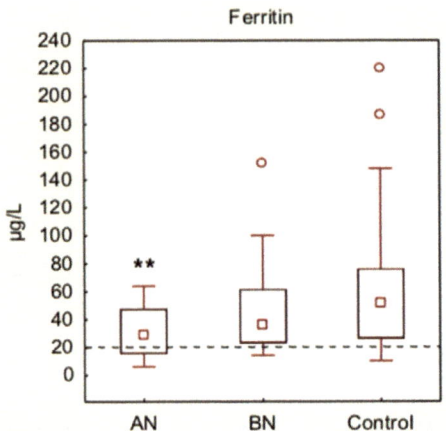

Figure 9. Corrélation entre les taux sériques maternels de ferritine et les scores bruts de la fonction de la mémoire (les scores les plus élevés reflètent une altération de la fonction) dans le groupe des mères à antécédents d'AM.

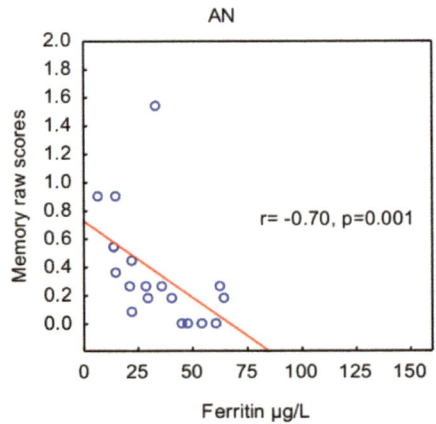

5 DÉBAT

5.1 GROSSESSE ET RÉSULTATS NÉONATALS

Dans cette étude de cohorte longitudinale (I), nous avons démontré une augmentation du taux d'AGS et un poids de naissance significativement plus faible chez les nourrissons de femmes nullipares non-fumeuses ayant eu des antécédents de TA par rapport à des témoins sains, vivant dans le même environnement, tandis que leur taille à la naissance était similaire dans les deux groupes. En comparant les sous-groupes de TA, nous avons constaté que seules les femmes à antécédents d'AM avaient connu une plus faible augmentation de leur poids et leurs enfants un poids de naissance significativement plus faible que chez les témoins.

Ces résultats sont en accord avec la majorité des études publiées à l'époque (Lacey & Smith 1987, Stewart et al., 1987, Treasure et Russel ; 1988, Conti et al., 1998 ; Bulik et al., 1999 ; Franko et al., 2001 ; Petersen Sollid et al., 2004), bien que quelques rapports aient prétendu que l'issue de la grossesse n'était pas affectée par les TA (Willis et Rand, 1998 ; Lemberg & Phillips, 1989). Cependant, la plupart de ces études étaient rétrospectives (Steward et al., 1987,

Conti et al., 1998, Bulik et al., 1999), ou étaient de courtes études sans groupes- témoins (Lacey et Smith, 1987 ; Treasure & Russel 1998 ; Franko et al., 2001). Dans ce registre, l'exception vint d'une grande étude danoise démontrant un risque double de HG et de faible poids de naissance chez les enfants de mères à antécédents de TA par rapport à des témoins (Petersen Sollid et al., 2006). Plus tard, une étude suédoise sur ce registre, rapporta également un poids de naissance plus faible chez les nouveau-nés de mères à antécédents d'AM (Ekéus et al., 2006). Cependant, dans l'étude norvégienne de la cohorte sur la mère et l'enfant, on démontra que les femmes ayant été diagnostiquées HB accouchaient de bébés plus gros et moins susceptibles de développer une hypertrophie gestationnelle (HG) (Bulik et al., 2009). Dans notre étude, nous n'avons eu aucune femme à antécédent HB.

5.1.1 Périmètre crânien

Grâce à notre étude, nous avons découvert que les enfants de mères à antécédents de TA présentaient un périmètre crânien plus petit et une plus grande fréquence de microcéphalie. De telles données n'avaient jamais été rapportées précédemment. On considère la fréquence de la microcéphalie de 8% dans le groupe de TA comme élevée, comparée aux 2,5% dans la population générale, en utilisant la même définition de microcéphalie que dans notre étude (Vargus et al., 2001). Fait important : le périmètre crânien des nouveau-nés des sous-groupes AM et BM fut significativement plus faible, bien que seuls ceux du sous-groupe anorexigène aient eu un poids inférieur à ceux du groupe témoin.

Les mécanismes de l'insuffisance pondérale à la naissance et du périmètre crânien des nourrissons de mères à antécédents de TA ne sont pas connus. L'hypertension gestationnelle / la pré-éclampsie et la restriction de la croissance intra-utérine eurent tendance à être plus fréquentes chez les mères atteintes de TA que chez les témoins. Il reste à élucider si ces résultats impliquent également une insuffisance placentaire dans le groupe TA. Malheureusement, nous n'avons aucune information sur les tissus placentaires dans notre matériel d'étude. Cependant, le tabagisme maternel, en tant que contributeur bien connu à la réduction de croissance, a été exclu de notre étude.

Nous avons émis l'hypothèse que la déficience nutritionnelle et/ou le stress chez les femmes enceintes à antécédents de TA pourraient être des causes sous-jacentes des facultés affaiblies chez les nouveau-nés. Un faible IMC maternel, une prise de poids réduite et une fréquence élevée d'anémie chez les femmes enceintes à antécédents d'AM indiquent clairement une déficience nutritionnelle dans ce sous-groupe. En revanche, les femmes du groupe BM avaient des caractéristiques d'IMC et de grossesses similaires à celles du groupe témoin. Cet écart entre les sous-groupes pourrait refléter différents mécanismes sous-jacents de la diminution du périmètre crânien chez les nouveau-nés.

On a la preuve que les facteurs de stress maternels pourraient influencer la croissance du fœtus et le développement du cerveau (Singh et al., 2012). Ainsi, l'exposition fœtale à des taux de cortisol endogènes élevés, dus au stress maternel, a été associée à un faible poids de naissance et à une altération du développement mental et moteur chez le nourrisson (Buitelaar et al., 2003 ; Singh et al., 2012).

Des études chez l'animal ont en outre montré que l'exposition prénatale aux glucocorticoïdes synthétiques peut avoir des effets délétères sur le développement du cerveau, y compris l'hippocampe, ainsi que des effets comportementaux et d'apprentissages défavorables (Uno et al., 1994 ; Rodriguez et al., 2011). On a déjà démontré que le TA est associé à des hormones de stress élevées, notamment le cortisol (Monteleone et al., 2001 ; Naessén et al., 2006). De plus, une mauvaise nutrition maternelle diminue l'activité placentaire de la 11ß-hydroxystéroïde déshydrogénase de type 2, augmentant ainsi la production de cortisol maternel (Seckl et al., 2007). Hypothétiquement, l'hypercorticisme maternel chez les femmes à TA pourrait avoir un effet négatif sur le développement du cerveau du fœtus.

5.2 BIOMARQUEURS DE LA NUTRITION ET DU STRESS MATERNELS

Afin d'explorer les mécanismes possibles de la croissance et du développement du périmètre crânien des nouveau-nés de mères à antécédents d'AM ou de BM, nous avons étudié les biomarqueurs sériques de la nutrition et du stress chez ces femmes et les avons comparés à ceux des témoins (IV). Dans les échantillons sanguins prélevés en début de grossesse et stockés à la bio-banque de Karolinska, nous avons analysé les taux sériques de ferritine, de cortisol, de TSH, de T4 libre, d'insuline, d'IGF-I et d'IGFBI et les avons rapprochés des périmètres crâniens à la naissance et des fonctions neurocognitives à cinq ans des enfants de ces mères.

5.2.1 Ferritine

En comparaison avec les témoins, nous avons trouvé des taux sériques de ferritine maternelle significativement plus faibles dans le groupe des AM, mais pas dans celui du groupe des BM. Cela correspond à une plus haute fréquence d'anémie dans le groupe AM (70%). Dans le groupe combiné de patientes et de témoins, il y eut, une semaine, une association positive entre ferritine sérique maternelle et périmètre crânien des bébés à la naissance. De plus, la ferritine sérique maternelle fut fortement corrélée à une altération de la mémoire chez les enfants à l'âge de cinq ans dans le groupe AM, mais pas dans celui des BM ni chez les témoins.

Le fer est essentiel pour le développement normal du fœtus, y compris le cerveau et les capacités cognitives du nourrisson, tandis que la carence en fer pendant la grossesse est associée à un risque accru d'accouchement prématuré et de faible poids à la naissance (Milman, 2012). D'autres études ont également trouvé des correspondances portant à la fois sur les taux maternels bas et élevés de ferritine et la prématurité, la pré éclampsie et la restriction de croissance intra-utérine (Tamura et al., 1996 ; Hou et al., 2000 ; Scholl, 2005 ; Soubasi et al., 2010). La ferritine sérique est considérée comme un indicateur des réserves de fer : un faible niveau est un diagnostic d'une carence en fer. Cependant, des niveaux élevés de ferritine, en particulier au cours du troisième trimestre, peuvent être une réaction en réponse à une infection aigüe ou chronique (Tamura et al., 1996 ; Hou et al., 2000). Cela pourrait expliquer les diverses associations entre la ferritine maternelle et les complications de la grossesse.

Nos résultats suggèrent que la carence maternelle en fer chez les mères à antécédent d'AM peut avoir un effet négatif sur le développement neurocognitif du nourrisson. Cette association n'a pas été trouvée dans le groupe BM et il semble qu'il existe des mécanismes différents expliquant l'altération de la croissance du crâne et le développement neurocognitif chez les enfants de mères ayant des antécédents d'AM et de BM.

5.2.2 Cortisol et hormones thyroïdiennes

Les autres biomarqueurs analysés, incluant le cortisol, furent identiques entre les groupes. Bien que l'AM et la BM soient connus pour être associés à des taux circulants d'hormones de stress comme le cortisol (Monteleone et al., 2001 ; Naessén et al., 2006), il n'existe aucun rapport sur le cortisol sérique chez les femmes enceintes ayant des antécédents de TA. Ainsi, nos données ne soutiennent pas l'hypothèse d'un lien entre l'hypercorticisme maternel chez les femmes à TA et le périmètre crânien des enfants.

Il est prouvé que la fonction hormonale thyroïdienne maternelle est d'une grande importance pour le développement neurocognitif des enfants (Haddow et al., 1999 ; Henrichs et al., 2010 ; Li et al., 2010). Il n'y avait aucune différence dans les taux sériques d'hormones thyroïdiennes entre les groupes, mais nous avons trouvé des corrélations positives nettes entre les taux sériques maternels de T4 libre et le périmètre crânien des enfants dans les sous-groupes AM et BM, mais pas chez les témoins. Ces résultats tendraient à prouver que les hormones thyroïdiennes maternelles joueraient un rôle dans le développement neurocognitif du fœtus.

Il existe cependant plusieurs limites à la présente étude, et les résultats doivent donc être interprétés avec prudence. Les biomarqueurs sériques ont été déterminés seulement à une occasion : en début de grossesse et aucun prélèvement sanguin n'a été renouvelé pendant la grossesse. Nos résultats peuvent donc ne pas être représentatifs au cours de grossesse. De plus, l'échantillonnage sanguin n'était pas standardisé en fonction du moment de la journée et de l'apport alimentaire. La taille de l'échantillon était également limitée puisque tous les échantillons de sang de la cohorte n'étaient pas disponibles.

5.3 ADAPTATION À LA MATERNITÉ

Trois mois après l'accouchement, nous avons étudié l'adaptation à la maternité chez les mères à antécédents de TA et chez les témoins, en utilisant le questionnaire AMAM validé (II). La principale conclusion fut que 92% des femmes ayant des antécédents d'AM ou de BM avaient eu des difficultés d'adaptation à la maternité par rapport à 13% des témoins.

On ne sait pratiquement rien des études antérieures sur le début de la relation entre mère et enfant et particulièrement chez les femmes ayant des troubles alimentaires, en dehors des études relatives à l'alimentation du bébé. Nos résultats, basés sur des données auto-déclarées, indiquent un risque élevé de déficience générale de l'adaptation maternelle chez les mères. En moyenne, elles ont témoigné un score d'adaptation moins favorable dans plus de trois items du questionnaire AMAM. Par exemple, elles trouvent qu'elles n'ont plus assez de temps pour elles-mêmes et sont réticentes à avoir d'autres enfants. Dans 11 des 12 items au moins, un sous-groupe de TA avait un score moyen significativement plus élevé que les témoins. Il n'y avait aucune différence entre les sous-groupes de TA ou entre ceux ayant présenté une rechute de TA pendant la grossesse ou pas. Plusieurs études ont signalé des problèmes liés à l'alimentation chez les femmes atteintes de TA, à commencer par l'allaitement maternel et se poursuivant pendant la petite enfance (Lacey et Smith, 1987 ; Evans et grange, 2005 ; Russel et al., 1998 ; Waugh et Bulik, 1999 ; Agras et al., 1999 ; Stein et al., 2001). Cependant, ces études plus anciennes s'avèrent limitées du fait de la petite taille des échantillons. Récemment, une vaste étude longitudinale basée sur la population a démontré que le TA antérieur et pendant la grossesse augmente le risque de difficultés d'alimentation du nourrisson en raison de à la détresse maternelle (Micali et al., 2011). De plus, une étude Norvégienne prospective sur les mères et les enfants a montré que les mères avec BM et HB étaient plus susceptibles de rapporter des styles alimentaires restrictifs et des problèmes alimentaires infantiles à l'âge de 36 mois, que les mères sans TA (Reba-Harrelson et al., 2010). Ce qui correspond à ce que nous avons trouvé : 70% dans le groupe BM et 33% dans le groupe AM par rapport à 1% dans le groupe témoin ont apporté une réponse négative à la question 12 du AMAM : « Avez-vous aimé nourrir votre bébé ? »

5.3.1 Problèmes de santé mentale

Nous avons également démontré que 50% des mères ayant eu un TA, comparativement aux 10% du groupe témoin, avait dû consulter des services de santé pour une dépression ou d'autres problèmes de santé mentale après l'accouchement. Ces résultats sont en accord avec plusieurs rapports précédents montrant un risque accru de dépression post-partum chez les femmes ayant un TA permanent (Franko et al., 2001 ; Morgan et al., 2006 ; Mazzeo et al., 2006). Dans l'étude de Mazzeo et ses collègues (2006), les femmes ayant des antécédents de BM et d'HB avaient la prévalence la plus élevée et trois fois plus de risque de dépression post-partum que les femmes sans TA. Dans notre étude, il n'y avait pas de différence de fréquence entre les sous-groupes AM et BM. Il est évident que les femmes ayant des antécédents de TA constituent un groupe à risque de problèmes de santé mentale post-partum, incluant la dépression. Il est donc très important d'identifier ces femmes le plus tôt possible pendant la grossesse pour leur apporter un soutien supplémentaire et, espérons-le, prévenir le risque de maladie mentale et de complications obstétricales.

5.4 CROISSANCE ET DÉVELOPPEMENT NEUROCOGNITIF DU NOUVEAU-NÉ

5.4.1 Développement de la croissance

Dans le suivi des enfants nés de mères ayant des antécédents de TA (III), nous avons caractérisé les données sur le poids, la taille et l'IMC jusqu'à l'âge de cinq ans, et le périmètre crânien jusqu'à 18 mois et les avons comparées aux témoins. En outre, la fonction neurocognitive fut évaluée à l'âge de cinq ans chez les enfants de mères à antécédent de TA et liée à la croissance du crâne. Nous avons été les premiers à remarquer un retard, tout au long de la période d'observation, concernant la croissance du crâne des enfants de mères ayant eu un TA, et ce, malgré un rattrapage précoce de l'IMC. De plus, la réduction du périmètre crânien fut liée au développement neurocognitif retardé chez ces mêmes enfants.

Un poids de naissance et un IMC significativement plus faibles chez les enfants de mères à antécédents de TA avaient déjà été normalisés après trois mois. Ces résultats confirment les rapports précédents (Treasure et Russel, 1988 ;

Waugh et Bulik, 1999). En revanche, les niveaux moyens et les scores d'écart-type (SET) des périmètres crâniens (ajustés en fonction de l'IMC de la mère, du sexe de l'enfant et de l'âge réel) ont été réduits au moins jusqu'à 18 mois chez les nourrissons des mères appartenant aux deux sous-groupes AM et BM. Les enfants qui affichaient les retards les plus flagrants dans la croissance du crâne furent ceux des mères qui s'inquiétaient le plus sur leur capacité d'être de bonnes mères (AMAM item 1)

Le retard de croissance de la tête peut être lié à un développement cérébral altéré. Notre hypothèse est que la déficience nutritionnelle et / ou le stress pendant la grossesse pourraient s'avérer être les mécanismes sous-jacents. Une nutrition fœtale médiocre peut avoir un impact sur le développement du cerveau et le risque de maladie neuropsychiatrique. Les famines chinoises et hollandaises ont fourni des preuves à l'appui de cette théorie (Altschuler, 2005 ; Kyle et Pitcherd, 2006 ; Penner et Brown, 2007). De plus, la croissance fœtale peut refléter l'apport alimentaire maternel, ce qui est probablement le cas pour le sous-groupe d'AM. Dans ce groupe, les femmes ont été caractérisées par un faible gain de poids pendant la grossesse, une fréquence élevée d'anémie et de faible taux de ferritine indiquant une carence nutritionnelle. Elles ont donné naissance à des nourrissons dont le poids était faible et le périmètre crânien, réduit.

En revanche, les nourrissons nés de mères BM avaient un poids de naissance normal, mais un périmètre crânien réduit. Comme indiqué précédemment, cette différence entre

les sous-groupes pourrait refléter différentes causes sous-jacentes au retard de croissance du périmètre crânien. Nous avons suggéré précédemment l'exposition fœtale à des niveaux élevés de stéroïdes neuro-actifs y compris le cortisol,
  en raison d'un stress maternel plus élevé, qui pourrait affecter le développement du cerveau de l'enfant.

Cependant, nos résultats récents sur les biomarqueurs sériques maternels de la nutrition et du stress ne purent pas étayer cette hypothèse puisque les taux maternels de cortisol étaient comparables entre les groupes à TA et les témoins.

Un autre facteur d'importance peut être l'anxiété chez les mères, à partir de leurs réponses à la question 1 de l'AMAM (Avez-vous craint de ne pas être une bonne mère ?) corrélées au retard de croissance du crâne de leurs enfants. On a en outre démontré que les niveaux élevés d'anxiété pendant la grossesse et le post-partum sont associés à des TA actifs pendant la grossesse (Micali et al., 2009). Cependant, il reste à élucider par quels mécanismes l'anxiété maternelle pourrait influencer la croissance fœtale.

5.4.2 Fonction neurocognitive

Le développement neurocognitif des enfants a été étudié à l'âge de cinq ans par le questionnaire parental validé FTF (III). Les enfants de mères atteintes de TA avaient des scores moyens bruts plus élevés (fonction neurocognitive inférieure) que les enfants témoins pour les capacités motrices, les fonctions exécutives, la mémoire, les compétences langagières et les capacités sociales. Quarante-et-un pour cent des enfants de mères atteintes de TA et 11% des enfants-témoins présentaient un score supérieur au 90ème percentile d'une large population de référence nationale, dans au moins un domaine considéré comme significatif. Il n'y avait pas de différences significatives dans les scores FTF entre les sous-groupes de TA, et les deux sous-groupes AM et BM avaient des scores reflétant des difficultés dans les compétences motrices et langagières.

La réduction du périmètre crânien à la naissance fut significativement corrélée à l'altération des compétences langagières chez les enfants de mères atteintes de TA. Ces résultats indiquent qu'une réduction de la croissance du crâne peut affecter le développement neurocognitif des enfants nés de mères à TA. En outre, une faible ferritine sérique chez les mères à antécédents d'AM, mais non pour les BM, est liée à une altération de la mémoire chez leurs enfants, suggérant que les réserves en fer déficientes chez les mères AM peuvent affecter négativement le développement cognitif de leurs enfants.

5.5 CONSIDÉRATIONS CLINIQUES

Nos résultats indiquent que les femmes enceintes atteintes de TA devraient être considérées comme un groupe à risques en raison des conséquences graves sur la santé, les complications obstétricales et les résultats néonatals avec facultés diminuées. Le suivi médical doit améliorer ses méthodes pour identifier ces femmes afin de prévenir les effets néfastes sur la santé de la mère et de son bébé. Le père devrait également être impliqué dans ce soutien. En matière de soins maternels, il y a un grand besoin de plus de connaissances sur le rôle des TA pour la grossesse, les résultats néonatals et le développement de l'enfant ainsi que la façon dont les femmes à risques doivent être suivies.

Un dépistage systématique de l'historique du TA dès le début de la grossesse, suivi d'une offre de programme de soutien des femmes enceintes identifiées comme ayant des TA devrait probablement réduire leur stress et diminuer les taux d'incidence de complications obstétricales et néonatales. La maternité pourrait être un moment propice puisque beaucoup de femmes sont motivées pour faire des changements dans l'intérêt de leurs enfants.

Après l'accouchement, une attention particulière doit être portée aux symptômes de dépression chez la mère et aux problèmes d'allaitement. L'évaluation des compétences parentales peu après l'accouchement, suivie d'interventions appropriées devrait améliorer les stratégies d'adaptation et la relation parent-enfant, accroître l'estime de soi et réduire le sentiment d'inadaptation. À long terme, ces interventions pourraient réduire le risque de troubles psychologiques chez les enfants de mères ayant des antécédents de TA.

5.6 ÉVALUATION CRITIQUE

L'étude de cohorte longitudinale actuelle présente un certain nombre de points forts, tels qu'un échantillonnage par zone des mères à TA et des mères témoins pour favoriser une généralisation ; seules les femmes nullipares et les non-fumeuses ont été incluses ; le diagnostic de TA était basé sur des entretiens ; une conception longitudinale ; la période d'observation a été prolongée et a intégré une surveillance répétée ; il n'y eut pas d'abandon jusqu'à l'âge de 18 mois, et peu jusqu'à l'âge de 5 ans de ces enfants. Cependant, la taille de l'échantillon était limitée ; on eut peu d'information sur l'allaitement maternel et les problèmes d'alimentation éventuels ; et aussi un manque d'information sur une éventuelle influence paternelle. De plus, nous n'avons aucune donnée sur le périmètre crânien des parents. Le questionnaire AMAM est basé sur des données auto-déclarées et les profils FTF d'après les informations des mères. Bien que le test FTF ait démontré une validité et une fiabilité élevées de l'inter-évaluation et des tests-retests, nous ne pouvons pas exclure des informations biaisées dues aux sentiments de culpabilité des mères au vécu de TA.

6. CONCLUSIONS GÉNÉRALES

- Cette étude de cohorte longitudinale démontre que les femmes enceintes nullipares non-fumeuses, ayant un trouble alimentaire passé ou actuel présentent un risque accru d'hyperémèse et accouchent de nourrissons atteints d'AGS et de poids de naissance inférieur à ceux des témoins sains vivant dans le même secteur. Une nouvelle découverte concerne également le périmètre crânien significativement plus petit et une fréquence accrue de microcéphalie chez les enfants de mères ayant des antécédents d'AM et de BM. Les mécanismes proposés de l'origine de ces résultats seraient l'apport insuffisant de nutriments au fœtus et/ou le stress chez les femmes enceintes.

- Chez les mères atteintes de TA avant leur grossesse, l'adaptation à la maternité fut clairement compromise et liée à des problèmes de santé mentale après l'accouchement. Plus de 90% des mères nullipares ayant des antécédents d'AM ou de BM, comparativement à 13% des témoins, signalèrent des problèmes concernant leur adaptation maternelle et parentale au cours des trois premiers mois après l'accouchement. De plus, 50% des mères à antécédent de TA, contre 10% dans le groupe témoin, durent consulter des services de santé mentale post-partum, ce qui indique un fort besoin de soutien.

- Les enfants de mères à antécédents de TA démontrèrent un rattrapage précoce de l'IMC par une diminution de la valeur à la naissance, mais la croissance du crâne des enfants nés de mères AM ou BM fut retardée jusqu'à 18 mois au moins. Le stress maternel et la carence nutritionnelle prénatale sont des causes possibles de ce retard de croissance du crâne. Nos résultats indiquent également que la réduction de la croissance du crâne peut peser sur le développement neurocognitif des enfants nés de mères atteintes de TA, notamment dans leurs compétences langagières et sociales. Les cliniciens doivent être conscients de l'influence potentielle du TA sur la croissance du crâne de la progéniture afin d'éviter des issues négatives ultérieures.

- Une faible ferritine sérique des mères du groupe des AM, mais non du groupe des BM, sembla avoir une incidence notoire sur le développement de la mémoire, diminuée chez leurs enfants à cinq ans. En outre, l'association positive entre T4 sans sérum chez les femmes enceintes atteintes de TA et le périmètre crânien de leurs enfants conduit à penser que la fonction hormonale thyroïdienne maternelle joue un rôle très important pour le développement du cerveau du fœtus. Cependant, notre étude n'a pas démontré l'hypercorticisme maternel chez les mères à antécédents de TA. Par conséquent, ces résultats ne confirment pas notre hypothèse d'un lien entre le cortisol sérique maternel élevé (conséquence du stress chez les mères atteintes de TA) et périmètre crânien réduit chez leur progéniture.

7. REMERCIEMENTS

Tout d'abord, je tiens à exprimer ma sincère gratitude et ma reconnaissance à tous ceux qui ont contribué à cette étude, en particulier à toutes les mères qui, généreusement, ont été volontaires pour participer. Je souhaite également exprimer ma sincère gratitude :

Au Professeur **Angelica Lindén Hirschberg,** mon superviseur principal depuis de nombreuses années, qui, avec un grand enthousiasme, m'a guidée dans les parties scientifiques. Je tiens à la remercier pour sa générosité en m'aidant à terminer ma thèse, à m'apprendre comment atteindre le plus haut niveau académique et à partager ses vastes connaissances dans le domaine des sciences médicales.

Au Professeur **Tore Hällström,** mon co-directeur, pour avoir partagé ses grandes connaissances en matière de troubles de l'alimentation et sa compétence pour traduire les résultats de ma recherche en un manuscrit scientifique.

À mes co-auteurs, pour l'excellence de leur expertise dans ce domaine. Je suis reconnaissante à MD, PhD **Caroline Lindholm**, au Professeur-agrégée **Lars Hagenäs**, au Professeur **Kerstin Brismar** et au Professeur **Per Hellström**.

Au **Professeur Bo Von Schoultz,** ancien chef du département d'obstétrique et de gynécologie du Karolinska University Hospital et ancien chef de la Division d'obstétrique et de gynécologie du Département de la Santé de la Femme et de l'Enfant, pour son soutien sincère.

À Astrid Häggblad, responsable de l'éducation, Département de la Santé de la Femme et de l'Enfant, pour sa patience et ses conseils judicieux pendant toute la période de mon Doctorat.

Au professeur Kristina Gemzell Danielsson, Chef de la Division d'Obstétrique et de Gynécologie du Département de la Santé de la Femme et de l'Enfant, pour m'avoir fourni des opportunités de recherches.

À Élisabeth Berg, statisticienne à l'Institut Karolinska, pour ses excellents conseils et encouragements. Je tiens également à la remercier pour sa générosité en m'assistant de son expertise en méthodologie scientifique.

Au personnel de recherche de l'Unité de Recherche sur la Santé des Femmes, Lotta Blomberg, Berit Legerstam et Siv Rödin Andersson pour leur contribution à ma recherche et pour m'avoir consacré leur temps.

À toutes mes chères collègues sages-femmes des 13 cliniques prénatales du nord-ouest de Stockholm, pour leur aide dans le recrutement de participantes à mon étude.

À la directrice de la clinique prénatale de Lidingö, Erica Junge et mes amis et collègues de la clinique : Karolin

Larsson, Ann-Lis Lindqvister, Lotta Jofs, Catharina Lindgren-Nordenson, Ann-Cathrine Bursell et Maria Grönmo. Je tiens à les remercier pour leur patience, leur grand intérêt pour mon travail pendant tant d'années et leur soutien.

À **Eva-Marie Wenneberg,** mon mentor, pour avoir été si généreuse et serviable tout au long du projet. Je tiens également à la remercier pour sa volonté de me soutenir par tous les moyens possibles, en portant un grand intérêt à mon travail et en étant une amie merveilleuse et sincère.

Je tiens à remercier tout le personnel de la bibliothèque de l'hôpital universitaire de Karolinska, qui a toujours cherché à m'être utile.

À ma famille chérie pour avoir toujours été à mes côtés et m'avoir donné confiance et énergie pour poursuivre ce projet. Je tiens à les remercier pour leur soutien sans faille, leur constante confiance en moi et leur enthousiasme.

Cette étude a été financée par le Conseil Suédois de la Recherche Médicale (20324 ALH), le Conseil du Comté de Stockholm (PickUp), le Karolinska Institutet, le centre de Recherche en Psychiatrie de Stockholm, le Centre de Troubles Alimentaires de Stockholm, le Föreningen Mjölkdroppen, le Stiftelsen Samariten et le Stiftelsen Bror Gadelius Minnesfond.

Traduction : Hélène Crozier

8. RÉFÉRENCES

Aaltonen, T., Adelman, J., Akimoto, T., Albrow, M. G., Alvarez Gonzalez, B., Amerio, S., Collaboration, C. D. F., 2008. Measurement of the single-top-quark production cross section at CDF. *Phys Rev Lett*, 101, 252-300.

Abrams BF, Laros RK Jr., 1986. Prepregnancy weight, weight gain, and birth weight. *Am J Obstet Gynecol*, 154, 503-509.

Agras S, Hammer L, McNicholas F., 1999. A prospective study of the influence of eating-disordered mothers on their children. *Int J Eat Disord*, 25, 253–262.

Ahren-Moonga, J., Silverwood, R., Klinteberg, B. A., & Koupil, I., 2009. Association of higher parental and grandparental education and higher school grades with risk of hospitalization for eating disorders in females: the Uppsala birth cohort multigenerational study. *Am J Epidemiol*, 170, 566-575.

Albertsson Wikland K, Luo ZC, Niklasson A, Karlberg J., 2002. Swedish population- based longitudinal reference values from birth to 18 years of age for height, weight and head circumference. *Acta Paediatr*, 91, 739–754.

American Psychiatric Association (APA), 1994., Diagnostic and Statistical Manual of Mental Disorders, 4th ed

(DSM-IV). Washington DC: *American Psychiatric Association*.

Anderluh, M., Tchanturia, K., Rabe-Hesketh, S., Collier, D., & Treasure, J., 2009. Lifetime course of eating disorders: design and validity testing of a new strategy to define the eating disorders phenotype. *Psychol Med,* 39, 105-114.

Arcelus, J., Mitchell, A. J., Wales, J., & Nielsen, S., 2011. Mortality rates in patients with anorexia nervosa and other eating disorders. A meta-analysis of 36 studies. *Arch Gen Psychiatry,* 68, 724-731.

Bailer, U. F., Price, J. C., Meltzer, C. C., Mathis, C. A., Frank, G. K., Weissfeld, L., Kaye, W. H., 2004. Altered 5-HT(2A) receptor binding after recovery from bulimia-type anorexia nervosa: relationships to harm avoidance and drive for thinness. *Neuropsychopharmacology,* 29, 1143-1155.

Bang, P., Eriksson, U., Sara, V., Wivall, I,L,, Hall, K., 1991. Comparison of acid ethanol extraction and acid gel filtration prior to IGF-I and IGF-II radioimmunoassays: improvement of determinations in acid ethanol extracts by the use of truncated IGF-I as radioligand. *Acta Endocrinol,* 124, 620-629.

Barbarich, N. C., Kaye, W. H., & Jimerson, D., 2003. Neurotransmitter and imaging studies in anorexia nervosa: new targets for treatment. *Curr Drug Targets CNS Neurol Disord,* 2, 61-72.

Bentley, K. J., Walsh, J., & Farmer, R. L., 2005. Social work roles and activities regarding psychiatric medication: results of a national survey. *Soc Work*, 50, 295-303.

Blais, M. A., Becker, A. E., Burwell, R. A., Flores, A. T., Nussbaum, K. M., Greenwood, D. N., Herzog, D. B., 2000. Pregnancy: outcome and impact on symptomatology in a cohort of eating-disordered women. *Int J Eat Disord*, 27, 140-149.

Brambilla, F., 2001. Social stress in anorexia nervosa: a review of immuno-endocrine relationships. *Physiol Behav*, 73, 365-369.

Braun, D. L., Sunday, S. R., & Halmi, K. A., 1994. Psychiatric comorbidity in patients with eating disorders. *Psychol Med*, 24, 859-867.

Brewerton, T. D., Lydiard, R. B., Herzog, D. B., Brotman, A. W., O'Neil, P. M., & Ballenger, J. C., 1995. Comorbidity of axis I psychiatric disorders in bulimia nervosa. *J Clin Psychiatry*, 56, 77-80.

Brinch, M., Isager, T., & Tolstrup, K., 1988. Anorexia nervosa and motherhood: reproduction pattern and mothering behavior of 50 women. *Acta Psychiatr Scand*, 77, 611-617.

Bulik, C. M., Sullivan, P. F., & Kendler, K. S., 1998. Heritability of binge-eating and broadly defined bulimia nervosa. *Biol Psychiatry*, 44, 1210-1218.

Bulik, C. M., Sullivan, P. F., Fear, J. L., Pickering, A., Dawn, A., & McCullin, M., 1999. Fertility and reproduction in women with anorexia nervosa: a controlled study. *J Clin Psychiatry*, 60, 130-135.

Bulik CM, Reichborn-Kjennerud T., 2003. Medical morbidity in binge eating disorders. *Int J Eat Disord*, 37, S39-46.

Bulik, C. M., Sullivan, P. F., Tozzi, F., Furberg, H., Lichtenstein, P., & Pedersen, N. L., 2006. Prevalence, heritability, and prospective risk factors for anorexia nervosa. *Arch Gen Psychiatry*, 63, 305-312.

Bulik, C. M., Berkman, N. D., Brownley, K. A., Sedway, J. A., & Lohr, K. N., 2007. Anorexia nervosa treatment: a systematic review of randomized controlled trials. *Int J Eat Disord*, 40, 310-320.

Bulik, C. M., Von Holle, A., Hamer, R., Knoph Berg, C., Torgersen, L., Magnus, P., Reichborn-Kjennerud, T., 2007. Patterns of remission, continuation and incidence of broadly defined eating disorders during early pregnancy in the Norwegian Mother and Child Cohort Study (MoBa). *Psychol Med*, 37, 1109- 1118.

Bulik, C. M., Baucom, D. H., & Kirby, J. S., 2012. Treating Anorexia Nervosa in the Couple Context. *J Cogn Psychother*, 26, 19-33.

Börjesson K, Ruppert S, Wager J, Bågedahl-Strindlund M. 2007. Personality disorder, psychiatric symptoms and experience of childbirth among childbearing women in Sweden. *Midwifery*, 23, 260-268.

Carter, F. A., McIntosh, V. V., Joyce, P. R., Frampton, C. M., & Bulik, C. M., 2003. Bulimia nervosa, childbirth, and psychopathology. *J Psychosom Res*, 55, 357- 361.

Chan, J. L., & Mantzoros, C. S., 2005. Role of leptin in energy-deprivation states: normal human physiology and clinical implications for hypothalamic amenorrhoea and anorexia nervosa. *Lancet, 366, 74-85.*

Cnattingius, S., Hultman, C. M., Dahl, M., & Sparen, P., 1999. Very preterm birth, birth trauma, and the risk of anorexia nervosa among girls. *Arch Gen Psychiatry*, 56, 634-638.

Conti J, Abraham S, Taylor A., 1998. Eating behavior and pregnancy outcome. *J Psychosom*, 44, 465-477.

Currin, L., Schmidt, U., Treasure, J., & Jick, H., 2005. Time trends in eating disorder incidence. *Br J Psychiatry*, 186, 132-135.

Dadds, M. R., Stein, R. E., & Silver, E. J., 1995. The role of maternal psychological adjustment in the measurement of children's functional status. *J Pediatr Psychol*, 20, 527-544.

De Weerth, C., van Hees, Y., & Buitelaar, J. K., 2003. Prenatal maternal cortisol levels and infant behavior during the first 5 months. *Early Hum Dev*, 74, 139-151.

Drewnowski, A., Halmi, K. A., Pierce, B., Gibbs, J., & Smith, G. P., 1987. Taste and eating disorders. *Am J Clin Nutr*, 46, 442-450.

Easter, A., Treasure, J., & Micali, N., 2011. Fertility and prenatal attitudes towards pregnancy in women with eating disorders: results from the Avon Longitudinal Study of Parents and Children. *BJOG*, 118, 1491-1498.

Edelstein CK, King BH. Pregnancy and eating disorders. In: Yager J, Gwirtsman HE, eds., 1992. Special problems in managing eating disorders. Clinical practice No. 20. Washington, DC: *American Psychiatric Association*, 163, pg. 181.

Ekeus, C., Lindberg, L., Lindblad, F., & Hjern, A., 2006. Birth outcomes and pregnancy complications in women with a history of anorexia nervosa. *BJOG*, 113, 925-929.

Evans, J., & le Grange, D., 1995. Body size and parenting in eating disorders: a comparative study of the attitudes of mothers towards their children. *Int J Eat Disord*, 18, 39-48.

Fassino, S., Piero, A., Gramaglia, C., & Abbate-Daga, G., 2004. Clinical, psychopathological and personality correlates of interoceptive awareness in anorexia nervosa, bulimia nervosa and obesity. *Psychopathology*, 37, 168-174.

Favaro, A., Ferrara, S., & Santonastaso, P., 2003. The spectrum of eating disorders in young women: a prevalence study in a general population sample. *Psychosom Med*, 65, 701-708.

Fichter, M. M., & Quadflieg, N., 1997. Six-year course of bulimia nervosa. *Int J Eat Disord*, 22, 361-384.

Fitelson, E., Kim, S., Baker, A. S., & Leight, K., 2010. Treatment of postpartum depression: clinical, psychological and pharmacological options. *Int J Womens Health*, 3, 1-14.

Frank, G. K., Bailer, U. F., Henry, S., Wagner, A., & Kaye, W. H., 2004. Neuroimaging studies in eating disorders. *CNS Spectr*, 9, 539-548.

Franko, D. L., Blais, M. A., Becker, A. E., Delinsky, S. S., Greenwood, D. N., Flores, A. T., Herzog, D. B., 2001. Pregnancy complications and neonatal outcomes in women with eating disorders. *Am J Psychiatry*, 158, 1461-1466.

Gao, Y., Mengana, Y., Cruz, Y. R., Munoz, A., Teste, I. S., Garcia, J. D., Zhang, C., 2011. Different expression patterns of Ngb and EPOR in the cerebral cortex and hippocampus revealed distinctive therapeutic effects of intranasal delivery of Neuro-EPO for ischemic insults to the gerbil brain. *J Histochem Cytochem*, 59, 214-227.

Gendall, K. A., Sullivan, P. F., Joyce, P. R., & Bulik, C. M., 1997. Food cravings in women with a history of anorexia nervosa. *Int J Eat Disord*, 22, 403-409.

Gendall KA, Bulik CM, Joyce PR, McIntosh VV, Carter FA., 2000. Menstrual cycle irregularity in bulimia nervosa. Associated factors and changes with treatment. *J Psychosom*, 49, 409-415.

Goldenberg, R. L., Tamura, T., DuBard, M., Johnston, K. E., Copper, R. L., & Neggers, Y., 1996. Plasma ferritin and pregnancy outcome. *J Obstet Gynecol*, 175, 1356-1359.

Grimm, E. R., & Venet, W. R., 1966. The relationship of emotional adjustment and attitudes to the course and outcome of pregnancy. *Psychosom Med*, 28, 34-49.

Haddow, J. E., Palomaki, G. E., Allan, W. C., Williams, J. R., Knight, G. J., Gagnon, J., Klein, R. Z., 1999. Maternal thyroid deficiency during pregnancy and subsequent neuropsychological development of the child. *N Engl J Med*, 341, 549-555.

Halmi, K. A., Eckert, E., Marchi, P., Sampugnaro, V., Apple, R., & Cohen, J. 1991. Comorbidity of psychiatric diagnoses in anorexia nervosa. *Arch Gen Psychiatry*, 48, 712-718.

Hammer, L. D., Bryson, S., & Agras, W. S., 1999. Development of feeding practices during the first 5 years of life. *Arch Pediatr Adolesc Med*, 153, 189-194.

Harris, E. C., & Barraclough, B., 1998. Excess mortality of mental disorder. *Br J Psychiatry*, 173, 11-53.

Henrichs, J., Bongers-Schokking, J. J., Schenk, J. J., Ghassabian, A., Schmidt, H. G., Visser, T. J., Tiemeier, H., 2010. Maternal thyroid function during early pregnancy and cognitive functioning in early childhood: the generation R study. *J Clin Endocrinol Metab*, 95, 4227-4234.

Herzog, D. B., Greenwood, D. N., Dorer, D. J., Flores, A. T., Ekeblad, E. R., Richards, A., Keller, M. B., 2000. Mortality in eating disorders: a descriptive study. *Int J Eat Disord*, 28, 20-26.

Hoek, H. W., & van Hoeken, D., 2003. Review of the prevalence and incidence of eating disorders. *Int J Eat Disord*, 34, 383-396.

Hou, J., Cliver, S. P., Tamura, T., Johnston, K. E., & Goldenberg, R., 2000. Maternal serum ferritin and fetal growth. *Obstet Gynecol*, 95, 447-452.

Jacobi, C., Hayward, C., de Zwaan, M., Kraemer, H. C., & Agras, W. S., 2004. Coming to terms with risk factors for eating disorders: application of risk terminology and suggestions for a general taxonomy. *Psychol Bull*, 130, 19-65.

Johnson, C. D., Cunningham, J., Sullivan, C. C., & Bebermeyer, R., 1999. A case report: recognizing factitious injuries secondary to multiple eating disorders. *J Gt Houst Dent Soc*, 70, 14-16.

Kadesjö B, Janols L-O, Korkamn M, Michelson K, Strand G, Trillingsgaard A, et al. 5– 15-formuläret (Five to Fifteen), 2004: the development of a parent questionnaire for the assessment of AD/HD and comorbid conditions. *Eur Child Adolesc Psychiatry*, 13, 3–13.

Kaye, W. H., Greeno, C. G., Moss, H., Fernstrom, J., Fernstrom, M., Lilenfeld, L. R., 1998. Mann, J. J., 1998. Alterations in serotonin activity and psychiatric symptoms after recovery from bulimia nervosa. *Arch Gen Psychiatry*, 55, 927- 935.

Kaye, W. H., Bailer, U. F., Frank, G. K., Wagner, A., & Henry, S. E., 2005. Brain imaging of serotonin after recovery from anorexia and bulimia nervosa. *Physiol Behav*, 86, 15-17.

Keel, P. K., Heatherton, T. F., Dorer, D. J., Joiner, T. E., & Zalta, A. K., 2006. Point prevalence of bulimia nervosa in 1982, 1992, and 2002. *Psychol Med*, 36, 119- 127.

Keel PK, Brown TA., 2010. Update on course and outcome in eating disorders. *Int J Eat*, 43, 195-204.

Kendler, K. S., Walters, E. E., Neale, M. C., Kessler, R. C., Heath, A. C., & Eaves, L. J., 1995. The structure of the genetic and environmental risk factors for six major psychiatric disorders in women. Phobia, generalized anxiety disorder, panic disorder, bulimia, major depression, and alcoholism. *Arch Gen Psychiatry*, 52, 374-383.

Kerr, D. C., Lopez, N. L., Olson, S. L., & Sameroff, A. J., 2004. Parental discipline and externalizing behavior problems in early childhood: the roles of moral regulation and child gender. *J Abnorm Child Psychol*, 32, 369-383.

Keski-Rahkonen, A., Hoek, H. W., Susser, E. S., Linna, M. S., Sihvola, E., Raevuori, A., Rissanen, A., 2007. Epidemiology and course of anorexia nervosa in the community. *Am J Psychiatry*, 164, 1259-1265.

Keski-Rahkonen, A., Hoek, H. W., Linna, M. S., Raevuori, A., Sihvola, E., Bulik, C. M., Kaprio, J., 2009. Incidence and outcomes of bulimia nervosa: a nationwide population-based study. *Psychol Med*, 39, 823-831.

Korkman M, Jaakola M, Ahlroth A, Personen A-E, Turunen M-M., 2004. Screening of developmental disorders in five-year-olds using the FTF (Five to Fifteen) questionnaire. A validation study . *Eur Child Adolesc Psychiatry*, 4, 31–38.

Krafft, A., Murray-Kolb, L., & Milman, N., 2012. Anemia and iron deficiency in pregnancy. *J Pregnancy*, Epub Aug 28.

Kumar, R., Robson, K. M., & Smith, A. M.,1984. Development of a self-administered questionnaire to measure maternal adjustment and maternal attitudes during pregnancy and after delivery. *J Psychosom* Res, 28, 43-51.

Lacey JH, Smith G. Bulimia nervosa., 1987. The impact of pregnancy on mother and baby. *Br J Psychiatry,* 150, 777–781.

Larrañaga A, Fluiters E, Docet MF, Fernández Sastre JL, García-Mayor RV., 2013. Comparative study of cognitive-behavioral psychotherapy and nutritional support in patients with different types of eating disorders. *Med Clin,* Epub ahead of print.

Lasater, L. M., & Mehler, P. S.,2001. Medical complications of bulimia nervosa. *Eat Behav,* 2, 279-292.

Latzer, Y., & Tzchisinki, O., 2003. [Binge eating disorder (BED)--new diagnostic category]. *Harefuah,* 142, 544-549, 564.

Legroux-Gerot, I., Vignau, J., Collier, F., & Cortet, B., 2005. Bone loss associated with anorexia nervosa. *Joint Bone Spine*, 72, 489-495.

Leombruni, P., Amianto, F., Delsedime, N., Gramaglia, C., Abbate-Daga, G., & Fassino, S.,2006. Citalopram versus fluoxetine for the treatment of patients with bulimia nervosa: a single-blind randomized controlled trial. *Adv Ther,* 23, 481- 494.

Levitan, R. D., Kaplan, A. S., Masellis, M., Basile, V. S., Walker, M. L., Lipson, N., Kennedy, J. L., 2001. Polymorphism of the serotonin 5-HT1B receptor gene (HTR1B) associated with minimum lifetime body mass index in women with bulimia nervosa. *Biol Psychiatry,* 50, 640-643.

Lewinsohn, P. M., Seeley, J. R., Moerk, K. C., & Striegel-Moore, R. H., 2002. Gender differences in eating disorder symptoms in young adults. *Int J Eat Disord,* 32, 426-440.

Li, Y., Shan, Z., Teng, W., Yu, X., Li, Y., Fan, C., Hua, T., 2010. Abnormalities of maternal thyroid function during pregnancy affect neuropsychological development of their children at 25-30 months. *Clin Endocrinol,* 72, 825-829.

Lilenfeld, L. R., Kaye, W. H., Greeno, C. G., Merikangas, K. R., Plotnicov, K., Pollice, C., Nagy, L., 1997. Psychiatric disorders in women with bulimia nervosa and their first-degree relatives: effects of comorbid substance dependence. *Int J Eat Disord,* 22, 253-264.

Linna, M. S., Raevuori, A., Haukka, J., Suvisaari, J. M., Suokas, J. T., & Gissler, M., 2013. Reproductive health outcomes in eating disorders. Int J Eat Disord, 46, 826-833.

Machado PP, Machado BC, Gonçalves S, Hoek HW., 2007. The prevalence of eating markers of medical severity? *Pediatrics,*125, 1193-1201.

Marsal K, Persson PH, Larsen T, Lilja H, Selbing A, Sultan B., 1996. Intrauterine growth curves based on ultrasonically estimated foetal weights. *Acta Paediatr,* 85, 843–848.

Mazzeo, S. E., Slof-Op't Landt, M. C., Jones, I., Mitchell, K., Kendler, K. S., Neale, M. C., Bulik, C. M., 2006. Associations among postpartum depression, eating disorders, and perfectionism in a population-based sample of adult women. *Int J Eat Disord*, 39, 202-211.

Micali, N., Treasure, J., & Simonoff, E., 2007. Eating disorders symptoms in pregnancy: a longitudinal study of women with recent and past eating disorders and obesity. *J Psychosom Res*, 63, 297-303.

Micali, N., Simonoff, E., & Treasure, J., 2009. Infant feeding and weight in the first year of life in babies of women with eating disorders. *J Pediatr*, 154, 55-60.

Micali, N., Simonoff, E., Stahl, D., & Treasure, J., 2011. Maternal eating disorders and infant feeding difficulties: maternal and child mediators in a longitudinal general population study. *J Child Psychol Psychiatry*, 52, 800-807.

Milasinovic, L., Lemberger, J., & Zrnic, S., 1989. Prolactin in the serum of mothers and neonates and in the amniotic fluid of pregnant women with hypertensive disease. *Jugosl Ginekol Perinatol*, 29, 97-101.

Miller, T., 2011. Transition to first-time motherhood. *Pract Midwife*, 14, 12-15.

Miotto, P., Pollini, B., Restaneo, A., Favaretto, G., Sisti, D., Rocchi, M. B., & Preti, A., 2010. Symptoms of psychosis in anorexia and bulimia nervosa. *Psychiatry Res*, 175, 237-243.

Mitchell, J. E., Specker, S. M., & de Zwaan, M., 1991. Comorbidity and medical complications of bulimia nervosa. *J Clin Psychiatry*, 52, 13-20.

Mond, J. M., Myers, T. C., Crosby, R. D., Hay, P. J., Rodgers, B., Morgan, J. F., Mitchell, J. E., 2008. Screening for eating disorders in primary care: EDE-Q versus SCOFF. *Behav Res Ther*, 46, 612-622.

Mond, J. M., Hay, P. J., Darby, A., Paxton, S. J., Quirk, F., Buttner, P., Rodgers, B., 2009. Women with bulimic eating disorders: When do they receive treatment for an eating problem? *J Consult Clin Psychol*, 77, 835-844.

Monteleone P, Luisi M, Colurcio B, Casaroa E, Monteleone P, Ioime R, et al., 2001. Plasma levels of neuroactive steroids are increased in untreated women with anorexia nervosa or bulimia nervosa. *Psychosom Med*, 63, 62–68.

Morgan, J. F., Lacey, J. H., & Chung, E., 2006. Risk of postnatal depression, miscarriage, and preterm birth in bulimia nervosa: retrospective controlled study. *Psychosom Med*, 68, 487-492.

Naessen, S., Carlstrom, K., Garoff, L., Glant, R., & Hirschberg, A. L., 2006. Polycystic ovary syndrome in bulimic women-an evaluation based on the new diagnostic criteria. *Gynecol Endocrinol,* 22, 388-394.

Peebles, R., Hardy, K. K., Wilson, J. L., & Lock, J. D., 2010. Are diagnostic criteria for eating disorders markers of medical severity? *Pediatrics,* 125, 193-194.

Persson PH, Weldner BM., 1986. Normal range growth curves for fetal biparietal diameter, occipito frontal diameter, mean abdominal diameters and femur length. *Acta Obstet Gynecol Scand,* 65, 759–761.

Pinheiro AP, Raney TJ, Thornton LM, Fichter MM, Berrettini WH, Goldman D, Halmi KA, Kaplan AS, Strober M, Treasure J, Woodside DB, Kaye WH, Bulik CM., 2010. Sexual functioning in women with eating disorders. *Int J Eat Disord,* 43, 123-129.

Raevuori, A., Hoek, H. W., Susser, E., Kaprio, J., Rissanen, A., & Keski-Rahkonen, A., 2009. Epidemiology of anorexia nervosa in men: a nationwide study of Finnish twins. *PLoS One, 4,* e4402.

Reba-Harreleson L, Von Holle A, Hamer RM, Torgersen L, Reichborn- Kjennerud T, Bulik CM., 2010. Patterns of maternal feeding and child eating associated with eating disorders in the Norwegian Mother and Child Cohort Study (MoBa). Eat Behav, 11, 54–61.

Rigotti, N. A., Neer, R. M., Skates, S. J., Herzog, D. B., & Nussbaum, S. R., 1991. The clinical course of osteoporosis in anorexia nervosa. A longitudinal study of cortical bone mass. *JAMA*, 265, 1133-1138.

Rocco, P. L., Orbitello, B., Perini, L., Pera, V., Ciano, R. P., & Balestrieri, M., 2005. Effects of pregnancy on eating attitudes and disorders: a prospective study. *J Psychosom Res*, 59, 175-179.

Russell GFM, Treasure J, Eisler I., 1998. Mothers with anorexia nervosa who underfeed their children: Their recognition and management. *Psychol Med*, 28, 93–108.

Sattar, N., Greer, I. A., Galloway, P. J., Packard, C. J., Shepherd, J., Kelly, T., & Mathers, A., 1999. Lipid and lipoprotein concentrations in pregnancies complicated by intrauterine growth restriction. *J Clin Endocrinol Metab*, 84, 128-130.

Savitz, D. A., Stein, C. R., Ye, F., Kellerman, L., & Silverman, M., 2011. The epidemiology of hospitalized postpartum depression in New York State, 1995- 2004. *Ann Epidemiol*, 21, 399-406.

Seckl JR, Holmes MC., 2007. Mechanisms of disease: glucocorticoids, their placental metabolism and fetal „programming' of adult pathophysiology. *Nat Clin Pract Endocrinol Metab,* 3, 479–488.

Shafran, R., & Fairburn, C. G., 2002. A new ecologically valid method to assess body size estimation and body size dissatisfaction. *Int J Eat Disord,* 32, 458-465.

Siddiqui, A., & Hagglof, B., 2000. Does maternal prenatal attachment predict postnatal mother-infant interaction? *Early Hum Dev,* 59, 13-25.

Singh, R., Goyal, M., Tiwari, S., Ghildiyal, A., Nattu, S. M., & Das, S., 2012. Effect of examination stress on mood, performance and cortisol levels in medical students. *Indian J Physiol Pharmacol,* 56, 48-55.

Slof-Op 't Landt MC, van Furth EF, Meulenbelt I, Slagboom PE, Bartels M, Boomsma DI, Bulik CM., 2005, Eating disorders: from twin studies to candidate genes and beyond. *Twin Res Hum Genet,* 8, 467-482.

Smink, F. R., van Hoeken, D., & Hoek, H. W., 2012. Epidemiology of eating disorders: incidence, prevalence and mortality rates. *Curr Psychiatry Rep,* 14, 406-414.

Sollid, C. P., Wisborg, K., Hjort, J., & Secher, N. J. 2004. Eating disorder that was diagnosed before pregnancy and pregnancy outcome. *Am J Obstet Gynecol,* 190, 206-210.

Soubasi, V., Petridou, S., Sarafidis, K., Tsantali, C., Diamanti, E., Buonocore, G., & Drossou-Agakidou, V., 2010. Association of increased maternal ferritin levels with gestational diabetes and intra-uterine growth retardation. *Diabetes Metab*, 36, 58-63.

Stagnaro-Green, A., Chen, X., Bogden, J. D., Davies, T. F., & Scholl, T. O., 2005. The thyroid and pregnancy: a novel risk factor for very preterm delivery. *Thyroid*, 15, 351-357.

Steiger, H., Gauvin, L., Israel, M., Kin, N. M., Young, S. N., & Roussin, J., 2004. Serotonin function, personality-trait variations, and childhood abuse in women with bulimia-spectrum eating disorders. *J Clin Psychiatry*, 65, 830-837.

Stein A, Woolley H, Murray L, Cooper P, Cooper S, Noble F, et al., 2001. Influence of psychiatric disorder on the controlling behaviour of mothers with 1- year- old infants. *Br J Psychiatr*,179, 157–162.

Stein, A., Woolley, H., Cooper, S., Winterbottom, J., Fairburn, C. G., & Cortina-Borja, M., 2006. Eating habits and attitudes among 10-year-old children of mothers with eating disorders: longitudinal study. *Br J Psychiatry*, 189, 324-329.

Stewart DE, Erlick Robinson G., 2001. Eating disorders and reproduction. In: Stotland NL, Stewart DE, eds. Psychological aspects of women's health care: The interface between psychiatry and obstetrics and gynecology, 2nd ed. *American Psychiatric Publishing*, 441.

Sullivan, P. F., Bulik, C. M., & Kendler, K. S., 1998. The epidemiology and classification of bulimia nervosa. *Psychol Med*, 28, 599-610.

Thomas, M. A., & Rebar, R. W., 1990. The endocrinology of anorexia nervosa and bulimia nervosa. *Curr Opin Obstet Gynecol*, 2, 831-836.

Treasure, J. L., & Russell, G. F., 1988. Intrauterine growth and neonatal weight gain in babies of women with anorexia nervosa. *Br Med J (Clin Res Ed)*, 296, 1038.

Trillingsgard A, Damm D, Sommer S, Jepsen JRM, Ostergaard O, Frydenberg M, et al., 2004. Developmental profiles on the basis of the FTF (Five to Fifteen) questionnaire. *Eur Child Adolesc Psychiatry*, 13, 39–49.

Uno, S., Guo, D. F., Nakajima, M., Ohi, H., Imada, T., Hiramatsu, R., Inagami, T., 1994. Glucocorticoid induction of rat angiotensin II type 1A receptor gene promoter. *Biochem Biophys Res Commun*, 204, 210-215.

Wade, T., Neale, M. C., Lake, R. I., & Martin, N. G., 1999. A genetic analysis of the eating and attitudes associated with bulimia nervosa: dealing with the problem of ascertainment in twin studies. *Behav Genet*, 29, 1-10.

Wade, T. D., Bergin, J. L., Tiggemann, M., Bulik, C. M., & Fairburn, C. G., 2006. Prevalence and long-term course of lifetime eating disorders in an adult Australian twin cohort. *Aust N Z J Psychiatry,* 40, 121-128.

Wagner, A., Wockel, L., Bolte, S., Radeloff, D., Lehmkuhl, G., Schmidt, M. H., & Poustka, F., 2008. Mental disorders among relatives of patients with anorexia nervosa and bulimia nervosa. *Z Kinder Jugendpsychiatr Psychother,* 36, 177- 184.

Walker, L., 1988. Weight-related distress in the early months after childbirth. *West J Nurs* Res, 20, 30.

Watson, T. L., & Andersen, A. E., 2003. A critical examination of the amenorrhea and weight criteria for diagnosing anorexia nervosa. *Acta Psychiatr Scand,* 108, 175-182.

Waugh E, Bulik CM., 1999. Offspring of women with eating disorders. *Int J Eat Disord,* 25, 123–133.

Weltzin, T. E., Bulik, C. M., McConaha, C. W., & Kaye, W. H., 1995. Laxative withdrawal and anxiety in bulimia nervosa. *Int J Eat Disord,* 17, 141-146.

Willi J, Limacher B, Helbling P, Nussbaum P., 1988. A 10-year follow-up of cases with anorexia first hospitalized in the Canton of Zürich. *Schweiz Med Wochenschr,* 4, 147-155.

Wonderlich, S. A., Lilenfeld, L. R., Riso, L. P., Engel, S., & Mitchell, J. E., 2005. Personality and anorexia nervosa. *Int J Eat Disord*, 37,68-71.

Woodside DB, Shekter-Wolfson LF., 1990 Parenting by patients with anorexia nervosa and bulimia nervosa. Int *J Eat Disord*, 9, 303–309.